住院医师/临床医学专业学位研究生临床培训指南

主 编 李 岩

编 委（按姓名汉语拼音排序）

段丽萍　　高 嵩　　李 岩

李海潮　　廖 莹　　刘 刚

刘玉村　　刘占兵　　马兰艳

齐建光　　王 颖　　徐 阳

周国鹏

编委单位　北京大学第一医院教育处

北京大学医学出版社

ZHUYUAN YISHI / LINCHUANG YIXUE ZHUANYE
XUEWEI YANJIUSHENG LINCHUANG PEIXUN ZHINAN

图书在版编目（CIP）数据

住院医师/临床医学专业学位研究生临床培训指南/
李岩主编. —北京：北京大学医学出版社，2014.9

ISBN 978-7-5659-0928-3

Ⅰ.①住… Ⅱ.①李… Ⅲ.①临床医学－技术培训－
指南 Ⅳ.① R4-62

中国版本图书馆 CIP 数据核字（2014）第 204328 号

住院医师/临床医学专业学位研究生临床培训指南

主　　编：李　岩
出版发行：北京大学医学出版社
地　　址：（100191）北京市海淀区学院路 38 号　北京大学医学部院内
电　　话：发行部 010-82802230；图书邮购 010-82802495
网　　址：http://www.pumpress.com.cn
E - m a i l：booksale@bjmu.edu.cn
印　　刷：北京画中画印刷有限公司
经　　销：新华书店
责任编辑：赵　欣　　责任校对：金彤文　　责任印制：李　啸
开　　本：880mm×1230mm　1/32　印张：4.75　字数：120 千字
版　　次：2014 年 9 月第 1 版　2014 年 9 月第 1 次印刷
书　　号：ISBN 978-7-5659-0928-3
定　　价：18.00 元

本书由
北京大学医学科学出版基金
资助出版

序

　　医学院校教育、毕业后教育及继续教育是培养临床医学人才的必要环节。其中，住院医师规范化培训是医学生毕业后教育的重要组成部分，占据了医学终生教育的承前（医学院校教育）、启后（继续医学教育）的重要地位。临床医学专业学位研究生教育是从我国国情出发，借鉴国际有益经验，遵循医学教育和医学人才成长规律而建立的高层次临床应用型人才培养体系。住院医师规范化培训和临床医学专业学位研究生教育是毕业后医学教育的两条途径，承担着将一个普通的医学院校学生培养成为一名符合社会需求的高素质医学应用型人才的重任，对于提高医疗质量极为重要。

　　北京大学医学部（北医）在百年的医学教育发展进程中，逐渐建立了规范的住院医师培训体系，并在 20 世纪 80 年代开始积极探索临床应用型研究生的培养模式，将临床医学专业学位研究生和住院医师规范化培训有机衔接，创造性地建立了住院医师、临床医学专业学位研究生、长学制医学生后期培养以及进修医师"四轨合一"的临床规范化培训体系以及"优秀住院医师在职直接攻读临床医学博士学位"制度。几十年来，北医的临床医学专家和医学教育管理人员为保证住院医师和临床医学专业学位研究生的培养质量进行了不懈的努力，积累了宝贵的经验。

　　北京大学第一医院（北大医院）作为北医的第一所附属医院，从建院初始就承担着临床医学教育的重任，一代又一代名医、名师言传身教，培养了一批又一批的医学生和住院医师，为社会输送了大量的优秀医生。在现今中国医疗体制改革的艰难时期，北大医院的专家教授们再一次将自己多年来积累的住院医师、临床医学专业学位研究生培养经验编写成册，完成了《住院医师/临床医学专业学位研究生临床培训指南》一书。本书的编者均为活跃在临床一线，包括内、外、妇、儿、眼、耳鼻喉、影像等各个专业领域的专家教授。他们是优秀的医者，更是无私的人师；他们淡泊名利、默默笔耕，为临床教学奉献出大量的时间和精力。在他们身上集中体现了北医人的"厚道"。

本书是国内第一部从"以岗位胜任力为导向"角度编写的住院医师临床培训指南，并结合临床医学专业学位研究生培养模式改革实践，同时将临床医学专业学位研究生的临床培训要求与其并轨指导；是一本以实用、参考信息为主要内容的学习辅导书，内容涵盖住院医师规范化培训以及临床医学专业学位研究生参加临床实践的培训目标、专科轮转要求、知识与临床能力的多站式及全方位考评方法。本书在内容上还充分体现了医学人文精神。"医乃仁术，医者仁心"，老师们以自己多年的行医心得，为年轻的住院医师和学子们传授如何掌握精湛医疗技术的同时，也教导大家如何培养良好的沟通技巧，如何去帮助和安慰患者，如何让患者快乐、有尊严、有质量地活着。

衷心感谢北大医院老师们的辛勤劳作，也衷心希望北医的住院医师和研究生们能够很好地利用本指南，帮助自己顺利度过住院医师培训阶段。莫忘初心，潜心坚守，做一名仁心、仁术的好医生。

段丽萍
2014 年元旦

前　言

　　住院医师/临床医学专业学位研究生的培养目标是培养高级专业临床医生，即通过一系列教育培训手段把好学生变成好医生。如何才能实现这个目标呢？这是我们这些教师一直以来都在思索的一个问题。

　　好学生和好医生之间到底存在多大的差距呢？怎样才能从一个好学生变成一个好医生呢？这是你们曾经、正在或即将思考的一个问题，也是你们应该和必然要面对的一个人生课题。

　　毋庸置疑，好学生与好医生之间在知识与能力方面确实存在着巨大差距。住院医师/临床医学专业学位研究生的培养过程，就是要通过师生的共同努力，尽可能地缩小、弥合这一差距，最终产出高素质的专业人才。

　　人说世上有两件难事，一是把别人兜里的钱装进自己兜里，二是把自己的思想装进别人的脑袋里，而后者比前者更难。我们这些为你们提供培训的医生老师，过去都曾经是学生，而今天的你们又在许多方面不同于过去的我们。我们正在试图跨越时代鸿沟，做世上最难的事——帮助你们从今天的好学生变成明天的好医生。

　　希望成为好医生的你们，在住院医师/临床医学专业学位研究生的培训过程中，知识结构与思维模式、学习能力与实践能力等多方面都需要经历重大转变，这在你们的人生中，既是一个痛苦的蜕变过程，也将是一个精彩的华丽转身。

　　前人的经验告诉我们，医生是一个需要终生学习的职业，好学生不一定能成为好医生，而好医生必须是一个有悟性的好学生；医生需要的不仅是大量的知识，更重要的是能力；知识使人"懂事"，是世界观，能力是用来"做事"的，是方法论；知识的获取需要勤奋，而能力的获取不仅需要勤奋，更加需要悟性。

这本《住院医师 / 临床医学专业学位研究生临床培训指南》不是教材，而是一本学习辅助资料。编写这份指南的目的，就是希望帮助大家成为一个有悟性的好学生；帮助大家更高效地获取知识和能力；为大家在学习的过程中可能遇到的困难提供实用信息和可能的解决方案。

古人云："闻道有先后，术业有专攻"。我们和你们之间除了年龄上的差异，就是学生与医生的差异。但我们之间有一个最重要的共同点，就是大家都选择了以"仁心仁术，悬壶济世"为己任的医生职业。我们这些"过来人"未必都是"成功者"，但我们衷心地希望，我们的些许经验积累会对你们将来的学业有成有所帮助。北京大学医学部及其附属医院，是有着百年历史的医学教学基地，为教与学提供了良好的平台，希望我们能够一起努力，共同演绎现代版的大医精诚。

祝大家好运！

李　岩

2012 年 8 月 8 日

目　　录

一、我们提供的培训

北京大学医学部的住院医师／临床医学专业学位研究生培训计划，具有自己的特色，包括对优秀教学传统的继承，以及近些年来在研究生（住院医师）培养理念和方法上的不断创新。

北京大学医学部临床医学专业学位研究生的培养突出临床实际工作能力，临床科研训练处于相对次要的地位，有别于多数院校临床科研并重，甚至以科研为主的培训方式，其目标在于使临床医学专业学位研究生成为合格的初年临床医师。因此，临床医学专业学位研究生临床能力的培训和住院医师规范化培训并没有本质上的区别。未来，两者的培训计划也可能趋于完全统一。基于此，首先要对合格临床医师所应具备知识和能力目标有清晰的认识，这样才能更为合理地安排培训计划。

我们国家的住院医师规范化培训工作目前处于起步阶段，许多政策和制度正在设计和初步试验阶段，在不断完善中。北京大学医学部的住院医师培训工作具有较为悠久的历史，其经验为国家的住院医师规范化设计提供了重要的参考。目前，国家鼓励对住院医师培训的理念和方法进行深入的探索，以期为国家的住院医师培训制度建设提供有益的借鉴。

北京大学第一医院（北大医院）在长期开展住院医师规范化培训的基础上，2012 年开始和加拿大皇家内科和外科医师协会（Royal College of Physician and Surgeon of Canada，RCPSC）合作，探索新的住院医师培训模式。北大医院和 RCPSC 合作的目的即在于，利用 RCPSC 的经验，与北大医院的具体情况相结合，探索出符合我国实际情况的住院医师规范化培训模式，促进我国住院医师培训工作水平和质量的提升。今后相当长时间内，北大医院将致力于"岗位胜任力驱动的毕业后教育"的设计和实施，以提升住院医师的胜任力。

在谈"胜任力（competency）"之前，向大家介绍一下国际医学教育改革的发展过程非常必要。其一，目前我们国家的医学教育改革方兴未艾，如果没有对医学教育改革发展历史的了解，将很难适应北大医院现在所进行的住院医师培训，因为毕业后教育和医学院校教育衔接得非常密切，一些教学方法和学习方法从本科教育一直延伸到毕业后教育，甚至将来的专科医师培养；其二，"胜任力"为导向的教育是第三代国际医学教育改革的核心内容之一。

第一代医学教育改革是以美国教育理论学家 Abraham Flexner（1866—1959）在卡耐基教育促进基金会支持下所进行的对美国和加拿大 155 所医学院历时 1 年多的系统调查后，于 1910 年 4 月所发表的著名的 Flexner 报告——美国和加拿大医学教育调查报告：致卡耐基教育促进基金会（Medical education in the United States and Canada：a report to the Carnegie Foundation for the advancement of teaching. New York：Carnegie Foundation for the advancement of teaching，1910）——为标志，其中所提出的医学院入学需要高中毕业和至少 2 年的大学教育、用科学的方式培养医生并鼓励教师进行研究、由医学院控制医院的临床医学教育、关闭私营医学院或并入大学、加强国家对行医执照的管理等建议，促使美国医学教育形成约翰·霍普金斯（Johns Hopkins）模式，从而使医学教育走向科学化和标准化。

第二代医学教育改革的标志是基于问题的学习（problem-based learning，PBL）。PBL 诞生于 20 世纪 60 年代末期，由加拿大 McMaster 大学的神经外科教授 Howard Barrows 和其同事创建。和传统医学教育中开始 3 年在医学院进行大量的、与将来医疗实践和临床医学关联不密切的课堂知识学习不同，PBL 课程将学生们置于模拟的真实环境中，采用小组讨论的形式，通过发现问题、分析和问题相关的诸多因素，并在复杂的条件下进行决策等进行学习。这种以学生为中心的学习模式，使学生可以更深刻地理解人类是如何学习的，并鼓励学生通过分析和解决问题进行知识的建构。PBL 可以激励和帮助学生明确学习和未来工作之间的关联，从而使学生保持旺盛的学习动力，培养学生的交流和合作能力、批判性思维、自主学习能力等。PBL 诞生后，其从医学教育迅速扩展到诸如教育学、法学、经济学、商学、工程学等领域的教学。PBL 教学不但突出了以问题为导向的学习，还促进了学科融合。

第三代医学教育改革是以卫生体系为中心的医学教育改革，其标志为 2010 年 10 月发表在 *Lancet* 上的由 20 位医学专家组成的独立委员会历经 1 年时间经过全面调查后，所撰写的 21 世纪医学教育展望报告——新世纪卫生专业人员：在相互依存的世界为加强卫生体系而进行医学教育改革（health professionals for a new century：transforming education to strengthen health systems in an interdependent world）。报告中提出医学教育的核心推动力应是推动整个卫生体系的公平性和有效性，应建立"负责任的医学教育"。其中以"岗位胜任力"为基础的教学是其重要特征之一。在该种学习方法中，首先确定要解决的健康问题，再确定医疗工作中学生所应具备的能力（即胜任力），然后调整课程设置以培养学生的胜任力。而能力则是"在日常医疗服务中熟练准确地运用交流沟通技能、知识、技术手段、临床思维、情感表达、价值取向和个人体会，以求所服务的个人和群体受益"。同时，倡导以培养领导力为特征的转化式学习（transformative learning），即将记忆知识转变为批判性思维，通过搜集、分析和整合信息进行决策；将获取任职资格转变为获取核心胜任力，以便在卫生体系中进行有效的团队合作；从生搬硬套他人的教育模式，转变为创造性地利用全球资源解决本地区问题。

上述三代医学教育改革是 100 多年来医学本科教育发展的重要里程碑。目前在我国，多数医学院校仍然停留在第一代，少数院校开展了 PBL 教学，真正开始第三代医学教育改革者仍然不多。北大医院从 2006 年开始进行较为系统的 PBL 教学，目前在本科教育阶段开始进行第三代医学教育改革的尝试。对上述医学教育改革发展过程的了解，有助于大家更好地认识当代毕业后教育的新理念。而上述的 PBL 教学、胜任力培养、转化式学习等都会延伸到住院医师培养的过程中。

目前国际上毕业后教育的两个重要模式都是胜任力驱动或者说胜任力导向的，包括美国毕业后医学教育认证委员会（Accreditation Committee of Graduate Medical Education，ACGME）提出的七项核心胜任力（core competency）和 RCPSC 的 CanMEDS 住院医师培训框架。

RCPSC 成立于 1929 年，是加拿大全国专科医师培养（毕业后教育）标准的制定者、培训基地的认证者和培训医师考核工作的组织者。20 世纪 90 年代，RCPSC 创新性地提出基于胜任力的框架，以表述专科医师的核心知识、技能和能力，即 CanMEDS 医师胜任力框架，并于 1996 年开始正式使用。CanMEDS 框架中的胜任力角色除了核心的医学专家（medical experts）外，还包括交流者（communicator）、合作者（collaborator）、管理者（manager）、健康倡导者（health provocator）、职业精神（professionalism）和学者（scholar）（图 1）。

这幅已在世界范围内广为流传的 CanMEDS 示意图，高度概括了 RCPSC 创新性提出的基于胜任力的住院医师培训理念框架。

对于胜任力的理解需要一定的培训和体会，随着训练的深入，大家会逐渐认识到医学包含着非常庞杂的内容，不单单是传统意义上的知识和技能。知识和技能是医学专家的核心部分，在很大程度上体现了医学的科学特征。而交流、合作、管理、健康倡导、职业精神和学者等，除了科学外，还有相当一部分是医学的人文属性。在传统的培训中，这些人文属性的内容有时相对空泛，缺少具体的可操作性。而在胜任力驱动的培训中，上述内容将和医学专家的核心内容有机地结合在一起，成为一种可以培训、可以评估的重要能力。

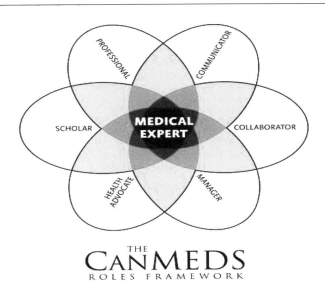

图1 CanMEDS 示意图

综上，我们未来为大家所提供的培训将围绕对"岗位胜任力"的培养来进行，这种培养框架将包括：包含基础医学、相关临床多学科在内的目标明确的培养计划，较高密度的多种形式的教学活动和技能培训，以实际临床工作能力为核心的多种类型的形成性评价。以上的培养将为大家奠定作为专科（全科）医师的坚实基础。

（刘玉村　李海潮）

二、学习指南

你们已经念了十几年的书，已本科毕业，我们有理由相信，你们都具有相当强的学习能力。你们以往的学习经历，基本上是一个纯粹的知识积累过程，进入住院医师/临床医学专业学位研究生学习阶段后，你们的学习任务是在继续积累知识的同时，进一步获取工作能力——岗位胜任力，成为既"懂事"又会"做事"的应用型人才。因此，你们的学习内容、学习方式以及对你们的考核方式都将发生重大变化。往届的许多同学都需要很长时间，经历了辛苦的心路历程才能适应这些变化。能否快速进入角色、更新自己的学习理念与技巧，在很大程度上决定了你们在住院医师/临床医学专业学位研究生学习阶段中，能否获取足够的知识与能力，成功地从学生转变成医生，以及将来在医学人才市场上是否具有足够的竞争力。

（一）你们将面临的改变

1. 学习内容变了

你们已经学习并掌握了一定的医学基础知识，现在到了学以致用的时候。住院医师/临床医学专业学位研究生阶段的学习内容主要是：

（1）学会并运用医学知识，思考、分析、判断临床医疗问题。

（2）学会并运用临床医疗工作的基本技能及规范流程，解决临床问题。

（3）学会并运用临床基础科研工作的基本技能及规范流程，研究临床问题。

这三件事同时也是住院医师规范化培训的基本内容。

2. 学习方式变了

没有了"教科书"的限制，你们面对的将是信息时代的知识爆炸和海量信息。你们必须具备自己寻找相关知识、信息及阅读、理解外文文献、专著的能力，这一点对于完成你们的研究生学业至关重要。

3. 学习环境变了

你们来自不同的医学院校，你们周围不再是熟悉的校舍、老师和同学，你们将面对完全陌生的医院、老师和师兄弟（姐妹），还有人文地域差别及不同的院校文化，另外你们还要和各类患者、家属、护士及其他医务人员打交道。对你们来说，这是一个全新的学习、生活及工作环境，这一切环境变化可能会给你们带来不大不小的"文化休克"。

4. 你们的身份变了

在新的学习环境中，你们将具有学生和医生的双重身份，在增长知识、学习技能的同时，还要完成住院医师的基本临床工作，你们从此将承担起一个医生所应有的责任和义务。

5. 老师的教学方式变了

老师不再追着你们讲授，拉着你们复习，不厌其烦地重复，老师在教科书上"划重点"的应试教育时代一去不复返了。你们熟悉的课堂教学将大幅度减少，取而代之的是各种临床场所的现场教学或模拟情景教学。互动式讨论取代了课堂讲授，老师不再简单地告诉你们问题的答案，而是更多地采用启发、引导的方式，指引你们自己寻求解决问题的方法。

6. 考试的形式变了

除了你们熟悉的选择题、问答题等形式的书面考试，你们将更多面对的是面试、多站式考试、答辩及动手操作展示自己的能力等新的考核方式。面对考官们挑剔的审视眼光，你们以往多年练就的应试技巧不再那么灵验了。

面对如此之多的重大改变，要想使自己在学业上尽快有所收获，获取更多的能力，你们就必须使自己在思想及行为模式等方面有所改变，以尽快适应这些变化。在思想方面，你们需要做的是更新你们的学习理念和改变你们的知识结构、思维模式。在行为模式方面，你们需要做的是升级你们的学习技巧和养成良好的职业素养。

（二）更新学习理念

1. 主动学习

自己创造、抓住、充分利用学习机会和资源。过去你们每天来到教室，脑子里想的是"今天老师要给我讲什么？今天老师要教给我什么？"如今你们每天走进医院的不同科室，脑子里应该想着"今天我想学什么？今天我能学到什么？怎样去学？向谁去学？"在同样的培训计划和条件下，获益最大的总是"有备而来"的那些人！

2. 向患者学习

"从没有一个患者是参照教科书得的病，也从没有两个一模一样的患者"。这是许多老前辈们在经历了多年的临床实践后得出的结论。我们的患者，以他们自身的健康、生死为代价，验证了我们的医学知识和技能，这也是为什么我们这些学医的人要"感谢我们的患者"的原因。以一个"小大夫"的身份，多去看患者，以一个倾听者的态度去倾听患者诉说他们的疾苦，了解他们的求医历程、治疗经过，对你们来说既能增长知识，又能锻炼自己的沟通技巧，同时还能获得患者对你们的信任。患者以他们的亲身感受告诉你的许多事是"教科书"上没有的，也是激发我们发现问题、思考分析问题、转化创新医学知识及医疗手段的灵感之源。

3. 在实践中学习

边学边干是临床医学专业学位研究生从学生变成医生过程中的一个必不可少的重要学习手段和过程。在这个阶段，你们首先要把学过的书本知识放到临床实践中去验证，然后从临床实践中发现自己的知识缺陷，回到书本中去"恶补"，再从临床实践中发现超越书本知识的问题，从而脱离书本，独立搜集信息，思考解决问题。这个过程还要经历多次反复，才能将你们打造成合格的学者型医生。要学会提高自己的工作效率，一个整天忙于事务性工作而没时间思考和看书学习的住院医师，最后只能成为医疗秘书；一个整天看书，不愿意去看患者，不愿意为患者服务，不愿意从小事做起的住院医师失去的会比得到的更多。

4. 调整知识结构

学会临床医生搜集及整理信息的方法及分析、解决问题的逻辑思维模式。在本科阶段，医学生学习的是以病理学、生理学、免疫学等，或者呼吸、循环、消化系统等形式呈现的分门别类的医学书籍及课程，是以"纵向知识结构"传授的医学知识。而在临床医生面对一个患者的时候，脑子里思考的却是"这个（种）患者的体内发生了哪些病理学、生理学、免疫学（等）变化"，"会造成呼吸、循环、消化系统（等）方面的哪些问题"。也就是说，在医生的脑子里，所有这些医学知识是以"横向知识结构"的方式存在与运行的。住院医师/临床医学专业学位研究生培训过程中，需要完成一个重要的思想蜕变，就是要调整知识结构，将所学会的医学知识和基本技能融会贯通，打破学科界限，使之横向联合，学会运用临床医生的逻辑思维模式，这是从学生变成医生过程中的至关重要的思路改变历程。

（三）升级学习技巧

1. 提问与回答

提问与回答是获取知识与能力的基本技巧，是自我训练的重要手段。

在住院医师/临床医学专业学位研究生学习阶段中，能够机敏巧妙地运用这项学习技巧，可以使你们的学业水平和基本工作能力得到大幅度的提升。因此，要学会机敏地发现问题，精准合理地提出问题，科学严谨地分析问题，巧妙地回答问题。

一定要积极参与问答、讨论，不要羞于提问与回答——该说话时一定要开口。中国的学生与西方国家的学生之间，有一个很大的差别就是中国学生不善于讨论问题，更愿意抱着书本苦读，一个人冥思苦想。有价值的讨论不等于诡辩，辩论也不能只是流于形式的空谈。能够发现自身知识缺陷、印证个人的判断、激发出新的思路进而深入研究问题的问答、讨论，才有价值。提问与回答的过程，实际上是强迫参与者思考、分析问题。只有善于观察、思考、学习的人才能提出有讨论价值的问题；只有能把知识运用自如，勤于分析、推理、思考、学习的人才善于回答问题。不管是提问还是回答，都需要逻辑清晰、表述精准、头脑灵活，这是你们训练自己的观察、思维、表达、判断能力的重要手段。

（1）自问自答：自己提问自己回答就是自主学习，也是其他一切学习技巧的基础。每一个人在日常生活中都要进行无数次的自问自答，但在学习专业知识过程中，一定要注重自问自答的"质量"——自己提出的问题是否合乎逻辑？表述是否精准？自己的答案是否有足够确凿的证据支持？推理是否符合逻辑？是否存在别的备选答案？也就是说即便是自问自答也要深思熟虑，精益求精，不要轻易给自己一个"自以为是，似是而非"的答案。

（2）提问的技巧：一定要有充分的准备，也就是经过了足够缜密的"自问自答"过程；一定要有预期答案（提问只是为了印证自己的回答是否正确）；尽量避免提"傻问题"—— ①提问者自己没有预期答案，因而无法根据对方给出的答案进行逻辑推理理解相关问题，最后落得不知所云、似懂非懂，问不下去、问了也白问；②经不起对方反问的问题（被对方反问到上一级逻辑关系或基础概念时，自己答不上来，或答上来后发现自己的提问不攻自破）；③提问时概念不清，表述不够精准，造成对方无法理解或错误理解而答非所问，对方给出的答案可能对提问者没有帮助。另外，采用逻辑递进（刨根问底）式提问，一定要注意掌握好"度"，不假思索地连续提问，效果未必好。总之，在向别人提问之前先自问自答，以最简练精准的提问，直指复杂问题的关键，做足功课才是学者之道。

（3）回答的技巧：首先要审题，听清楚对方使用的疑问代词及限制用语是什么，尽快发现并掌握提问者的提问逻辑及思路，这一点在面试及答辩时至关重要；然后化简问题（如同因式分解），迅速将问题涉及的各种大小不同的概念及其逻辑层次关系搞清楚，如果搞不清楚适时提出反问，要求对方精确界定概念的外延，这样做既能清楚对方的提问意图（题眼），又能争取到思考、分析问题的时间；回答问题时要争取做到表述精准、逻辑清晰，尽量避免引用自己不十分清楚（似是而非、自以为是）的概念，因为那样做很容易被对方随之而来的逻辑递进式提问问倒；面试或答辩时，遇到不好回答的问题时，不管提问考官的预期答案是什么，将问答内容引向自己熟悉的知识领域是明智之举。

提问与回答是人类最基本的学习技巧之一，将伴随我们的一生。随着你们学历的增长，要有意识地自我训练问答技巧，才能达到将其运用到炉火纯青的地步，这对你们未来的学业和事业都大有好处，而且会在很大程度上增强你们的自信心。

2. 学会做事

法国有一个故事——徒弟问一位哲人："怎样才能学会做事呢？怎样才叫学会了呢？"哲人的回答是："看别人做事；帮别人做事；模仿别人做事；再看别人做事；自己把事做好；最后教会别人做这件事，才能说明你学会了做这件事"。

这个小故事基本上概括了学习、获取一项技能的全过程。

你们的学习、培训任务中的一个重要内容就是获取能力——学会做事。医疗工作需要许多技能，而且责任重大，所以在你们技能培训的过程中，需要善于观察，勤学多练，精益求精，才能最终获得一个医生所应有的岗位胜任力。

（1）"看别人做事"：似乎很容易，其实并不那么简单。"内行看门道，外行看热闹"。这句市井俗语无意中道破了其中的天机。怎样才能看出门道（看懂）呢？——看之前，做足功课、有备而来；看之中，目的明确、态度认真、注重细节；看之后，回味琢磨每一个步骤及其原理、如何实现、是否有其他方法。做到了这些，你就是一个"会看"的旁观者。

（2）"帮别人做事"：是为了"模仿别人做事"，所以，多做助手没坏处。反复看别人做事是为了从别人的成功中领悟玄机，从别人的失败中汲取教训，使"自己把事做好"，这才是一个有悟性的学医者的为徒之道。

（3）"教会别人做一件事"：是为了验证自己是否真的会做这件事。在指导别人做事、纠正别人错误的过程中，你们会发现自己的不足之处，使自己的能力和自信心都得到进一步的提升，所以，教会别人不吃亏。

（4）见多识广：在临床医学实践中，许多特殊场景、个别现象、技巧妙用的见识机会稍纵即逝，不可预期也不可复制，要想"见多识广"，只有守在病房里，才能增加这种机会，自古天道酬勤。

（5）在"学做事"的过程中，怎样才是好学生？——只学会"如何做"一件事的学生，可以得到60分，因为他只是一个执行者；在此基础之上，能掌握"什么时候该（不该）做这件事"的学生，可以得到80分，因为他是会选择时机、有判断力的执行者；如果能再进一步，知道"什么情况下该收手（停止做这件事）"，可以得到90分，因为他是识风险、知进退的执行者；在出现错误、意外、失败的情况下，能够临危不乱，懂得如何弥补、修正、自救的学生可以得到 100 分，因为他具备执行、判断和决策的多种能力及良好的心理素质。

（6）当你们能够教会别人做事，并在别人出现错误、意外、失败的情况下去"拯救"他们的时候，你们就成为了一位好老师。

3. 学习临床知识、技能需要悟性

何谓"悟性"？——悟性指的是一个人对事物的理解、分析、领悟能力。佛学中虽然经常将"悟性"与"慧根"相提并论，但着重强调的是"悟性"，其关键在于是否去悟、如何去悟。

悟性高的学生，通常都是将现象与理论、技术与原理结合在一起思考、论证、实践、记忆，并将自己的体会和感受融合其中，获得属于自己的东西，这样可以迅速提高自己的学习境界。进入临床实践阶段后，你们会遇到很多你们没见过、不知道、书本和老师都没教过的事，为了最大限度地获取知识和能力，除了勤奋以外，悟性是必不可少的，甚至是更加重要的。

悟性的五种表现形式：

（1）举一反三：可以说是具备悟性的人所必备的基本素质和能力之一。

（2）心有灵犀：真正有悟性的人，往往可以在许多"不经意间"，明白许多事理，掌握事物发展的本质和精髓。

（3）触类旁通：悟性好的人，在读报刊时、看电视时、与人闲聊时、休息时、旅游中，甚至在洗澡时，都可以从许多眼见、耳听、心想的东西联想到自己的工作、学习，这就是"触类旁通"。"联想"是思维活动中重要的一环，也是"悟性"最重要的表现形式。

（4）去伪存真：具备悟性的人要学会从纷繁复杂的环境中发现事情的根源，抓住最本质的东西。

（5）未卜先知：对人，就是要能够"猜透别人的心（思路、行事风格）"；对事，就是要能够掌握事物的发展演变规律。未卜先知也是修炼悟性的最高境界。

如何培养、提高自己的"悟性"？——"悟性"在许多时候表现为一种跳跃性思维、一种发散性思维、一种逆向性思维，这种思维是可以培养的。

（1）培养乐观、积极向上的心态：凡是具备较强悟性的人，都具有积极健康的心态，在面对困难时能从容不迫，冷静处理好各种事情。

（2）经验和阅历是必不可少的：悟性即领悟出来的知识、才能、见解，而这种领悟必然需要时间，需要一定的经验和阅历。相对来说，时间越长，经验和阅历越多，那么，悟性提高得也越多。"不经一事，不长一智"，人的成长是从挫折中得来的，同样，"悟性"也是从实践中感悟出来的。

（3）细心观察，用心感受：悟性重在一个"悟"字上，因此，培养悟性更多的要依靠每个人自身的体会、感受、心得。有些人整天忙忙碌碌，纠结于日常事务性、公式化的工作，却从不会用心去体验工作、感受生活，对身边的许多事情视而不见或不假思索，这种人即使工作到老，也不能领悟出什么东西；相反，有些人可能开始什么事情都不懂，但他们知道该认真学习，细心观察，勤于探索，用心去体验，因此，他们可以快速培养出很强的悟性。这就是佛学中常说的"用心去悟"。

（4）多向同事、同学、老师请教：当然，这种请教要建立在三个前提条件之上：第一，请教者必须具备一定的实践经验，否则请教者根本不知道该怎么开口请教；第二，请教者要表现出有很大潜力，受到被请教对象的重视；第三，请教者与被请教者关系要融洽，否则被请教者根本不可能将精髓讲给请教者听。

（5）拓宽视野，博览群书：不断学习和总结，善于积累相关知识、增长见识，增强自己的洞察力和思辨力。个人可以从各方面来全面提高自己的悟性，包括看电视、阅读报刊、通过网络教学学习、与各行各业的人士交流、学习专业知识等。

总之，提高悟性，重在个人修炼。

（李　岩）

三、能力培训指南

（一）学习能力

任何阶段关于学习都有两个核心问题需要明确：第一，学什么；第二，怎么学。关于"学什么"的问题有时似乎非常容易回答，比如，按照不同学科教学大纲（或考试大纲）所要求的内容进行学习，或者是，根据教科书中的内容进行学习。至于"怎么学"的问题，大家的说法可能会"仁者见仁、智者见智"，比如授课时认真听讲，临床实践中注意观察和揣摩老师思考问题的方式，和老师充分交流，阅读文献或参考书等。问题好像不那么复杂。但是，在临床实践中大家又常常感觉到书本上或记忆中的知识很多时候用不上，或者不能充分发挥作用。我们根据"早临床、多临床、反复临床"的指导原则，在病房中等待机会、寻找机会，可就是这样，好像也并没有提高学习效率。

产生上述矛盾现象的主要原因有：①长期以来，我们学习的目标更多时候是"掌握了多少知识"，而不是"会应用哪些知识"，这里的"掌握"更多的意义是"牢固记忆"。虽然大家终究都会明白，记忆知识的目的是运用这些知识，但是，因为"运用知识"远比"记忆知识"费时费力，很多时候大家更倾向于寻找能够通过考试或评价的"捷径"，目的性过于明确，因此临床训练不够扎实，出现上述现象就不奇怪了。②目前，原有教学体系和模式受到医疗改革、医患关系等因素的影响，使得临床工作中真正有针对性的教学指导和集体学习讨论氛围显著弱化。因而，"学什么"和"怎么学"的示范和演练缺乏，缺少了对学习能力的培养，无论是学习目标，还是学习的路径，都不是那么清晰。

鉴于以上原因，我们需要做好以下几点以提升学习能力：

1. 静下心来，明确目标，从实践中学习

关于"学什么"的问题，最佳的答案就是"根据临床实际需要"进行学习。举个简单的例子：对于一个因为"胸痛"住进心血管病房的患者，住院医师根据临床症状考虑"冠心病（冠状动脉硬化性心脏病）、心绞痛"的诊断，分析病例时缺少鉴别诊断（甚至有"诊断明确无需鉴别"的写法）。检查和治疗均围绕"冠心病"进行。如果详细询问，住院医师可能没有把患者胸痛发生发展的过程搞清楚，因此，对于胸痛的特征归纳总结不够，鉴别诊断因此失去基础。至于"冠心病"的危险因素，常常更不能说清楚，包括患者的生活方式、近期情况、既往相关疾病、亲属的相关情况等。实际上，对这个患者"冠心病"的诊断和治疗环节，只是临床实际需要中的一个部分。除了这些，根据"胜任力"培训的要求，需要了解和学习的问题至少还有：①患者对自己的胸痛（疾病）如何考虑？他担心什么（交流者）？②目前所能提供给患者的最佳诊断和治疗手段是什么（学者）？③患者有没有存在对其检查和治疗有影响的疾病或情况？如何和专科医师进行沟通？这个患者存在什么情况需要护士进行关照？如何和护士讲清楚（合作者）？④患者一系列检查如何安排才更为有效、合理（管理者）？⑤患者希望得到什么样的健康指导？他的家人是否存在不良的生活习惯需要提醒和干预（健康倡导者）？以上这些问题所体现的是"以患者为中心"的临床实际需要，只有明确学习目标，才能做到有针对性的学习，才能通过对所学知识的应用真正感到"学以致用"，才能不断提升工作能力。

2. 梳理学习路径，利用好现有的学习资源和平台

对学习资源的充分利用是有效学习的重要保障，大家的学习资源包括：患者、教科书、网络资源、各类教学活动等。

（1）患者：患者的问题是学习的发起点，如上段例子所述。具体到方法学，应该将所管理患者一切异常的主观和客观情况罗列出来，并尽可能地给予合理的解释和分析。不要忽略甚至放弃自己认为和主要问题无关的小细节，比如"肺炎"患者出现的轻度贫血、不典型的皮疹等，要学习建立关联，比如同时出现"肺炎"和贫血可能有哪些原因、同时出现"肺炎"和皮疹可能有哪些原因。在这样的过程中，逐渐学会了对贫血基本特征的判断和识别，对皮疹基本特征的认识、识别以及和其他疾病的联系。不要把这些当成是学习的负担。对化验单上出现的异常也要问个究竟，比如血小板水平轻度升高、电解质轻度紊乱、镜下血尿等。总之学会关注和患者有关的一切异常并寻求答案，你会发现原来临床是如此地丰富多彩。

（2）教科书：很多人的问题是在住院医师阶段仍然将教科书作为"标准答案"或"解决方案"的重要来源。在这个信息化和知识爆炸的年代，教科书的作用更多的是加深初学者对最基本临床问题的理解、对基础和临床相关性的强化。这些内容对于一个医生非常重要，遗憾的是，中文教科书鲜有能承担这样使命的。部分教科书中充斥着新的不十分确定的非核心进展、类似于工具书的缺少逻辑关联的大量细节，甚至一些原则性的错误，让大家很难找到重点，很难建立逻辑关联。而国外的经典教科书，如《Cecil 内科学》、呼吸内科的《Fishman 呼吸病学》等，因其更多地关注临床基本问题、应用基础医学、强调核心问题的大原则等为大家所推崇。阅读这样的教科书有助于提升大家的学术素养，同时还可以学习英文。但是，教科书更重要的作用不是给出正确答案，而是给出正确的原则和方向。

（3）网络资源：在临床研究日新月异的信息化时代，寻求解决患者问题的最佳方案离不开网络资源。网络资源极其丰富，但也良莠不齐。找到专业的、可靠的信息来源可以显著提升临床决策的质量。甚至可以这样认为，能否快速、有效地获取足够的信息，是医生临床水平的重要决定因素。专业网站如 uptodate （www.uptodate）、bestpractice （bestpractice.bmj.com） 等都是非常著名的，汇集了大量专业人员负责任地撰写的及时更新的文献，和临床关系密切，非常方便大家检索和查阅，以便实时地指导临床工作。对其他可用网络资源的了解可从医院和医学部的电子图书馆获取。对这些网络资源的主动利用，有助于形成良好的阅读习惯，并真正从中获益。北大医院具有丰富的医疗资源，我们也期待通过积累形成自己系统的学习资源，供大家学习和参考。

（4）形式多样的教学活动：北大医院的毕业后教育和继续教育活动很多，包括进修课、科巡诊、科际联合病例讨论、临床病理讨论会（clinical pathology conference，CPC）、团队式教学、教学沙龙、交流沟通培训等。活跃的教学活动可以反映学科的学术水平，也会使所有参加者受益。这些层次丰富的教学活动是重要的学习平台，会对参与者有所帮助。重要的是尽可能在参加前做好准备，对相关内容形成自己的思考和观点，提出有见地的问题，这样，学习效果才能更加突出。如果仅仅当一名听众，而不投入自己的思考，效果并不一定理想。随着和 RCPSC 合作的加强，有关岗位胜任力培养的内容将逐步渗透到临床教学和培训中，会有更多的内容让大家学习。

对上述学习资源的充分利用将使临床工作不再枯燥、乏味，一定会激发大家的学习兴趣和热情，形成良好的内在驱动力。

（李海潮）

（二）合作能力

临床工作中，做一名合格的合作者（collaborator）是临床医生的重要能力。所谓合作者，即在多学科医疗团队中能有效和恰当地工作，和其他卫生专业人员一起对不同专业间的冲突进行预防、谈判和解决。

临床医生始终是在一个整体团队中工作的，这个团队可能相对稳定，如日常病房或门诊工作，也可能因为临床需要组成临时工作团队，如进行某项检查、约请其他专科会诊，或是应对突然出现的紧急情况。这些团队的成员包括不同年资和专业的医生、护士、其他专业人士，如临床药师、全科医师、医疗辅助部门的人员等。工作团队的总体目标是为患者提供最佳诊治。但是在合作过程中，因为多种原因，可能在合作中存在一些不协调甚至冲突的情况，如职责分配不清楚、信息交换不充分、相互缺少了解等，这些均可能影响相互合作，甚至给患者造成损害。临床医生应该通过自身的努力和训练自觉地提升合作能力和适应能力。

1. 日常工作中明确并严格履行自己的职责

把自己的事情做好是合作的基础。住院医师在病房中的核心任务是在上级医师的指导下管理好自己的患者，合理处理患者的医疗及相关问题。条理清晰地表述患者的详细情况及病情变化、对病情和临床问题能主动分析并制订基于证据的诊疗计划、准确执行上级医师的指示等，都是优秀住院医师能力的体现。

2. 熟悉团队中其他人员的工作内容和各自职责

常见情况包括：

（1）日常护理工作的基本内容。这是指在医疗工作中医护各自应承担的任务和需要配合的情况，包括护工的职责范围。如进行有创检查或治疗时如何和护士协调，准确安排并告知患者的术前准备项目和术后观察内容，以避免配合失误造成患者准备不足而无法按时完成既定的检查，或是对重要检查和治疗后可能出现的并发症观察不到位而造成严重的后果。

（2）临床医技科室对相关检查的要求。如进行增强计算机断层扫描（CT）检查前，了解患者的基础肾功能，并评价造影剂可能造成的损害；进行磁共振成像（MRI）检查前了解有无起搏器或金属假体等。上述要求均由相关科室出具的检查说明，需要主管医师配合执行。因此，对于任何初次接触的任务，都要花时间对规范流程进行仔细了解，并严谨细致地执行。以后即使已经多次进行某项检查，如果感觉对相关的要求印象模糊，均应比对说明进行准备，以确保医疗安全。同时，还应详细了解检查路线、检查程序等内容，以便指导患者或家属进行配合。

（3）会诊。应明确会诊的类型和会诊中自己应承担的职责。如果在会诊时需要承担主要任务，则应准备好相应的资料，做病情介绍并明确提出需要会诊解决的问题，以及引导和配合会诊医师对患者进行诊察，认真记录会诊意见或请会诊医师书写会诊意见。

（4）团队协作。如对于围术期处理，准确评估患者的麻醉耐受情况，必要时会诊，和麻醉医师讨论麻醉方案和可能出现的问题，术中医生间及医生和护士、麻醉师之间交流和配合等；处理危重患者的转运、移交，包括转运前病情和风险评估、和接收对象的充分交流以便进行合理的准备、资料的详细准备和病情介绍、转运过程潜在问题的观察和处理预案、职责分明的交接过程等。

（5）紧急情况。如患者出现紧急情况时的团队配合。需要通过平时有计划的演练熟悉整个流程，包括指挥总负责人的确认、不同人员在应对紧急情况时的分工（如准确求助、紧急处置、汇报、告知等）、熟悉重要设备的放置地点和操作规程等，经过反复训练达到高效、准确的应对。应熟悉不同专科或病房常见紧急情况的应对方案和流程。

上述的各种情况如果没有平时的训练，将难以达到有序和顺畅。为了实现有效合作，需要在模拟的真实情境下对整个过程和所有细节进行确认和优化。在此过程中逐渐形成团队合作的合理架构和规范程序，以保证医疗质量和医疗安全。

3. 避免冲突和应对冲突

对上述内容的认真培训有助于避免和减少冲突，更多地实现有效合作。即便如此，有些时候可能受条件制约、个体因素等影响而出现冲突。一旦发生冲突，需要更加冷静地思考和应对。首先，要学会"换位思考"，充分理解合作者可能面临的窘境和其行为产生的理由，根据实际情况，寻找合适的平衡点，以尽可能地实现合作，并发挥相应的优势。在这个过程中耐心和开诚布公的讨论是发现合作中可能存在问题的关键，也是解决问题的正确方法。其次，要坚持原则和底线，患者的安全永远是第一位的。遇到难以协调的困难问题，在自己力所不能及的情况下，应及早寻求上级医师或行政主管部门的帮助。预料到可能存在合作困难时，请求行政主管部门主持相关责任者进行协商和制订方案，以预防可能出现的冲突。

（李海潮）

（三）医师职业精神

你们已成为医学职业（profession）的一名职业人员（professional），医师职业精神（或医师专业精神、医生职业素质等，medical professionalism）将随时随地地体现在你的医疗行为中。

毕业后医学教育阶段对医师职业精神的培养非常重要，以医师职业精神为主体的医师执业行为（behaviour）主要在此阶段形成。你将在住院医师培训的临床实践中通过各种方式、采用不同的学习和训练方法，从你周围的各级医务人员甚至你的患者身上不断学习、体会和修炼医师职业精神。

有了医师执业资格——你可以做你该做的事。

有了医疗行为规范——你能确保你做对该做的事。

有了医师职业精神——你能把你该做的事做得更好。

1. 医师职业精神的内容

由美国内科理事会基金会（ABIM）、美国内科医生学会 - 美国内科学会基金会（Acp-ASIM）和欧洲内科医学联盟（European

Federation of Internal Medicine）共同发起和倡议并发表于 2002 年的"新世纪医师职业精神——医师宣言"，包括三项基本原则和十条职业责任，成为目前所推崇的医师职业精神的核心内容。

三项基本原则：

- 患者利益第一
- 患者自主
- 社会公平

十条职业责任：

- 维持和提高专业水平
- 对患者诚实
- 为患者保密
- 和患者保持适当关系
- 不断提高医疗服务品质
- 推动医疗服务普及
- 公平分配有限资源
- 进行科学知识创新
- 控制利益冲突
- 维护信用及自律

医生所从事的职业领域不再局限于单纯的生物医学，而是以医学科学和医学人文（medical humanities）为基础的人文医学（humanistic medicine）。因此，你们应该从以下各个方面，学习和培养基于人文医学的医师职业精神：

- 关爱患者
- 医学伦理和医学相关法律
- 临床沟通技能
- 正确的临床决策
- 团队合作精神

- 健康促进
- 医疗资源管理
- 领导力
- 终身学习和自主学习
- 个人修养

2. 医师职业精神的学习、培训与实践

（1）准备：你可以从以下两个方面开始。

1）自我评价——评价自己与职业精神相关的优势与缺陷；是否了解相关的理论知识（伦理、法律、沟通、决策、风险、合作、管理等）；运用的熟练程度；需要增加哪些训练。

2）自我设计——选择可以帮助你解决以上问题的课程、文献、书籍；参加可以帮助你训练的临床活动（查房、讲座、病例讨论、联合会诊等）；制订 1 ~ 3 年内你自己的、尽可能详细具体的培训目标（例如：能在医患沟通中熟练运用医学伦理基本原则和沟通技巧与原则等）。

（2）主动学习：尽可能确保你能参加并且完成医院提供的培训项目，如"临床沟通""医学伦理与法律""医疗风险与临床决策""医患心理学"以及情景教学为基础的角色扮演训练等。

（3）观察和总结：对于教师，职业精神最主要的教学方法是基于情景的榜样示范与指导。因此，从学习者的角度，没有比临床真实情景更好的学习机会。在临床工作的同时有意识地训练自己的技能，能力提高将比机械重复日复一日的临床工作快得多。你应该利用一切临床实践活动，有意识地观察你的上级医生或同行的医疗行为，分析总结在这些医疗行为中蕴含的医师职业精神，不管他们有意无意、无论正面负面与否，这些都会帮助你效仿好的行为，避免不恰当的行为。

（4）反思和审视：观察到并且经过总结、分析和反思才能为己所用。尝试应用以下的检核表（checklist）（表 1）分析你所观察到的行为当事人的职业精神以帮助你反思和提高。最好能把你观察到、总结和提炼出来的原则、技巧作为你的医疗行为的榜样和指导，有意识地在自己的实践中反复运用。如果每天临床工作结束后，应用检核表审视你自己和他人的至少各一个医疗行为或过程，并主动运用于或指导你第二天的医疗工作，你将每天都会有新的收获、进步和提高。

（5）求助和评价：围绕你觉得有意义的临床情景询问上级医生对他们自己医疗行为中关于职业精神的理解和运用，通常会有你意想不到的收获。更有帮助的是，主动请他们对你的行为进行形成性评价以不断完善你的医师职业精神。

表 1　医疗行为（过程）中医师职业精神检核表

医疗行为	职业精神内涵	审视内容	优点	缺陷
临床沟通/ 诊疗操作/ 医疗过程/ 等	患者利益第一	患者利益是否最大化？		
		医疗行为是否体现利他？		
		有无个人私利或诱导患者？		
	患者自主原则	是否是患者的真实意愿？		
		医生意愿与患者意愿是否一致？		
		是否满足患者知情权？		
		是否是患者的选择？		
	社会公平原则	医疗资源使用是否合理？		
		对其他患者是否公平？		
	维持和提高 专业水平	行为是否与水平匹配？		
		是否体现当今医疗水平？		
	对患者诚实	是否完全告知？有无隐瞒？		
	为患者保密	有无泄漏患者隐私？		
	提高医疗服务 品质	是否符合诊疗规范或指南？		

续表

医疗行为	职业精神内涵	审视内容	优点	缺陷
	公平分配有限资源	诊疗措施是否合理？		
		是否避免伤害患者、减少费用？		
	控制利益冲突	是否有趋利避害心理和行为？		
		是否有违患者利益？		
	维护信用与自律	是否有诚实的态度、语言、行为？		
		是否有自律的意识、语言、行为？		
	临床沟通	是否做好沟通的准备？		
		运用的沟通技巧和原则是什么？		
		沟通的模式是什么？		
		沟通的效果如何？患者满意度如何？		
	临床决策	如何应用循证医学进行决策？		
		运用的决策模式、原则、效果是什么？		
		患者是否参与决策过程？		
		决策中的风险意识、医患沟通如何？		
	团队合作	与其他医师、护士、管理人员的合作如何？		
		在团队中的角色如何？		
		团队合作的效果如何？		
	个人修养	道德、品行如何？		
	其他			

（王　颖　刘玉村）

（四）沟通能力

临床沟通涉及医患之间、医护之间、医疗团队间以及医疗人员与管理人员之间等的沟通。沟通包括书面、电子邮件、电话以及面对面的沟通，医患之间面对面的沟通更为重要。沟通是必要的临床核心技能，并且可以通过特定的方法学习和提高。

1. 医患沟通正循环

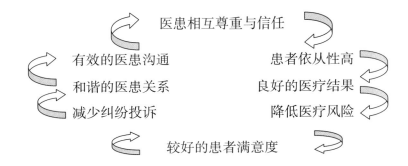

2. 患者心目中的好医生

- 诊断准确，尤其是在患者有心理或精神状况时
- 使患者更愿服从医嘱
- 治疗效果更好
- 使患者更安全
- 很少出差错和受投诉

3. 医患沟通的误区

- 自认为有充分的医学知识就足够（知道说什么）
- 自认为有丰富的临床经验就足够（知道做什么）
- 自认为有规范的医疗行为就足够（无论说不说）
- 自认为有天生的沟通能力就足够（不用学技巧）

- 自认为有较多的沟通经验就足够（个人悟性好）
- 自认为有足够的沟通实践就足够（个人经验多）

4. 基本和特殊的临床沟通

- 病史采集
- 诊疗咨询
- 危重病情或不良结果通告
- 商讨复杂诊治问题
- 解释对医疗的疑问或质疑
- 安抚焦虑、悲伤或愤怒等的患者
- 处理伦理问题
- 与有缺陷或文化差异的患者交流
- 对生活方式等进行建议
- 紧急情况下的交流
- 与同事的交流
- 与媒体的交流
- 电话交流
- 其他

5. 临床沟通的学习步骤

循序渐进的临床沟通学习训练计划可以帮助你比较从容地学习以上这些临床沟通的技能。

（1）知识储备：通过临床沟通理论课程、网络课程和文献等，学习沟通模式、临床沟通过程（例如 Calgary-Cambridge 模式）、基本沟通技巧和综合沟通技巧，特别是基于医学人文（医学伦理等）的沟通原则。积累各种培训或课程提供的关于沟通的观察表、检核表或评价表，为今后的训练与实践之用。问问自己：哪些学过了？还需要学习哪些？

（2）刻意观察：学会有意识地观察你周围每一个医患沟通场景，

并与你学习过的沟通模式、内容、技巧和原则比对，分析医生在沟通技巧与原则运用上的优点与缺陷，作为你的榜样与指导。利用你积累的观察表、检核表或评价表，问问自己：哪些看到了？哪些忽略了？下一次还需要注意观察哪些？

（3）主动模拟：参加尽可能多的沟通情景训练，如应用标准化患者或角色扮演的训练。这些训练使你更容易克服被别人（教师、同事或患者）"看表演"的担心和紧张。在模拟情景中通过扮演医生和患者，体会医患沟通的技巧与原则运用。比对观察表、检核表或评价表，问问自己：哪些用过？哪些别人用过？还需要用哪些？

（4）积极实践：观察与模拟永远不能达到真正掌握临床沟通技能的目的，勇于、勤于进行临床实践才能不断提高和完善你的沟通技能。你需要有意识地将你学习过、观察过和模拟过的沟通模式、内容、技巧和原则反复运用到临床实践中。应用观察表、检核表或评价表，问问自己：哪些用得好？哪些别人用得好？还需要熟练哪些？

（5）反思评价：在实践中得到提高与升华是你的最终目标。

1）反馈：学会比较自己和他人的沟通技能，既清楚地看到自己的优势，又能学习别人的长处，以纠正自己的缺陷与不足。

2）寻求反馈：请教师给你做形成性评价，特别注意他们的反馈，并且通过你的提问力求使教师的反馈做到以下几点（如果没有做到，请你反复要求教师）：

清楚——要明确你的优缺点。

经常——反馈次数越多越好。

平衡——以平常心态对待你的缺点。

具体——优缺点越具体越有利于你的改进和提高。

客观——对你的具体表现给予针对性的反馈。

6. 识别—运用—综合运用

制订你的临床沟通技能训练计划，针对沟通的模式、内容、过程、技巧和原则，从最初能识别，到主动地、有意识地运用，直到你可以熟练地综合运用。

（王　颖）

四、临床转科指南

（一）内科转科指南

【学科简介】

内科学（internal medicine）是临床医学的基础学科，医学生对于健康和疾病等概念的系统认识，基础医学和临床医学的相互结合，以及临床基本能力训练，如病史采集、体格检查等大部分在内科进行。随着医学的不断发展，专业化程度日益提高，目前内科已经分化出心血管内科、呼吸内科、消化内科、内分泌内科、肾脏内科、血液内科、风湿免疫科、感染疾病科等三级学科。目前住院医师规范化培训的 3 年内科住院医师培养就是在上述三级学科进行轮转和培训，完成内科学培训并合格的医师才有资格申请下一步的专科医师培训，如心血管内科医师、呼吸内科医师等。

内科的临床工作重点在于对疾病的诊断、鉴别和规范处理。随着科技的不断进步，疾病的检查手段日新月异，影像学、检验、病理学新方法的出现为明确疾病的诊断提供了重要的手段，目前上述内容已经成为内科学培训时需要掌握或了解的重要内容。尽管如此，基本的内科技能，如病史采集、体格检查仍然是内科培训过程中的重点，这些能力是一名临床医师整个职业生涯所不可或缺的，而住院医师阶段的扎实训练将为此奠定扎实的基础。同时，随着对生物 - 心理 - 社会医学模式认识的不断深化，包括交流沟通、合作、健康教育、职业精神、教学等在内的诸多能力也成为住院医师规范化培训过程中的重要内容。

内科各三级学科分别有各自的学科特色和历史沿承，对于这些内容的了解有助于初年住院医师了解所在轮转科室的文化，更好地融入其临床工作体系，更好地完成临床培训（北大医院内科各三级学科的简介见附录）。

【工作学习环境】

内科的工作地点包括门诊、急诊、病房和辅助检查室等，每个三级学科基本都有各自的辅助检查室，进行相关系统疾病的辅助诊断、功能评价等检查。住院医师的训练主要在病房进行，门诊训练一般在病房轮转时进行。急诊的训练有固定的时间，由急诊科负责安排，主要学习紧急情况的识别、诊断和处理。内科还包括冠心病监护病房（coronary care unit，CCU）和呼吸重症监护病房（respiratory intensive care unit，RICU）等重症监护病房，内科医师有关器官功能的支持技术训练主要在这里完成。

病房中的工作区一般包括医生办公室、各级医师办公室、护士长办公室、医生休息室、护士休息室和示教室等。临床教学活动，如集体讨论、小讲课等一般在医生办公室和示教室进行。

【工作守则】

1．爱岗敬业，热情工作，积极肯干，认真负责，谦虚主动，肯于和善于思考，遵守医院和内科的各项规章制度和纪律，与各位同事团结协作，关心患者，注重交流。

2．在主治医师直接指导下，负责一定数量患者的医疗工作，并参加值班。

3．接诊新患者，详细收集病史，认真全面完成体格检查，提出初步诊断和处理意见及诊疗计划，并向上级医师汇报病例，记录其诊疗意见，于 24 小时内完成住院志、诊疗计划和首次病程日志。

4．认真、仔细地观察和分析病情变化，如所管患者病情发生重要变化，必须及时向上级医师汇报，并在上级医师指导下完成诊治。写好病程日志，包括病情变化、化验和辅助检查结果的分析、更改治疗的理由、上级医师的指示、查房及会诊意见等，做好病历的阶段小结。

5．每日早晚巡视病房两次，对危重患者随时查房、随时记录病情和治疗情况，要认真仔细，重视患者的主诉，不能形式化。

6．严格遵照操作规程完成检查、治疗技术操作。

7．陪同其他科室或外院的会诊大夫看患者，介绍患者情况。

8．参加病房值班，实行 24 小时值班制，认真作好书面交接班工作，对于危重患者每日需床头和书面交班，节假日必须书面交接班。

9．写好出院小结、出院诊断书，真实全面地反映诊断和治疗过程、出院带药、注意事项及尚待解决的问题。

10．每日 8：00 ~ 12：00am、1：00 ~ 5：00pm 为工作时间，不得无故脱岗，如因工作所需外出，必须告知病房工作人员自己的去向，并请病房其他大夫代为管理自己的患者。

11．指导和带教实习医师和进修医师，认真修改其病历。

12．转科期间不允许休假、请假（包括事假、婚假和产假）和随意不在。

【培训内容】

1．心血管疾病

（1）实践病种

要求掌握：稳定型心绞痛、非 ST 段抬高型急性冠脉综合征、急性心肌梗死、慢性心力衰竭、心房颤动、高血压、急性左心衰竭、阵发性室上性心动过速。

要求了解：病态窦房结综合征、房室传导阻滞、心肌病／心肌炎、心包疾病。

（2）理论知识

要求掌握：心血管系统解剖（房室结构、瓣膜及附属装置、冠状动脉分布）、生理（心肌细胞电活动、心动周期、血压的调节、心输出量的影响因素）；心血管系统重要症状如胸痛、心悸、呼吸困难、晕厥等的鉴别诊断；以上要求掌握病种的危险因素、发病机制、临床表现、辅助检查、诊断、鉴别诊断、治疗、预后判断、二级预防措施等。

要求了解：颈动脉、颈静脉、股动脉、股静脉等浅表大血管的解剖位置，上述要求了解的病种的有关知识。

（3）基本技能

要求掌握：心血管系统体检、血压测量、心电图描记、心肺复苏。

要求了解：超声心动图（ultrasound cardiogram，UCG）、Holter、动态血压、运动负荷试验、冠状动脉造影、左心室造影、右心导管术、主动脉内球囊反搏（intra-aortic balloon pump，IABP）、临时起搏、床旁血流动力学监测、射频消融治疗心律失常、永久起搏器植入、深静脉置管。

2. 呼吸系统疾病

（1）实践病种

要求掌握：慢性阻塞性肺疾病（chronic obstructive pulmonary disease，COPD）和肺心病、支气管哮喘、肺炎、肺栓塞、低氧血症和呼吸衰竭、肺癌、胸腔积液、急性呼吸窘迫综合征（acute respiratory distress syndrome，ARDS）、气胸、肺结核。

要求了解：支气管扩张、间质性肺炎。

（2）理论知识

要求掌握：呼吸系统的解剖特点和功能特点；呼吸系统重要症状如咳嗽、咳痰、咯血、呼吸困难等的鉴别诊断，以上要求掌握病种的发病机制、临床表现、诊断、鉴别诊断和治疗；酸碱平衡紊乱的判断。

要求了解：呼吸生理。

（3）基本技能

要求掌握：呼吸系统影像学检查（胸片和 CT）、胸腔穿刺术、吸氧技术、肺功能结果判断分析。

要求了解：电子支气管镜、呼吸机。

3. 消化系统疾病

（1）实践病种

要求掌握：胃食管反流性疾病、慢性胃炎、胃癌、结肠癌、急性胰腺炎、肝硬化（包括肝炎性、酒精性、原发性胆汁淤滞性肝硬化）、肝性脑病、食管癌、消化性溃疡、炎性肠病、肠易激综合征、上消化道出血常见疾病（急性胃黏膜病变、消化性溃疡、食管胃底静脉曲张破裂）、原发性肝癌、腹腔结核（肠结核与结核性腹膜炎）。

要求了解：功能性消化不良、肝脓肿、胃肠道淋巴瘤、结直肠息肉。

（2）理论知识

要求掌握：消化系统的解剖、生理、生化及功能（消化、吸收、内分泌、免疫）；消化系统重要症状及体征，如：黄疸、消化道出血的常见病因、诊断、鉴别诊断及治疗；各种要求参与诊治疾病的发病机制、临床表现、诊断、鉴别诊断和治疗（包括重要治疗的原理和主要药物的药理）。

要求了解：上述病种的有关知识。

（3）基本技能

要求掌握：三腔二囊管压迫术、腹腔穿刺术、鼻饲、胃肠减压、胃液分析、十二指肠引流。

要求了解：消化系统 X 线检查（腹部平片和钡餐造影）、消化道内镜检查、肝穿刺活检。

4. 血液系统疾病

（1）实践病种

要求掌握：营养性缺铁性贫血、巨幼细胞贫血、再生障碍性贫血、溶血性贫血；特发性血小板减少性紫癜、急性白血病、慢性白血病、白细胞减少症及粒细胞缺乏症、淋巴瘤、弥散性血管内凝血（disseminated intravascular coagulation，DIC）。

要求了解：骨髓增生异常综合征（myelodysplastic syndrome，MDS）、骨髓增生性疾病（真性红细胞增多症、原发性骨髓纤维化症、原发性血小板增多症）、多发性骨髓瘤、先天性凝血因子缺乏症（如血友病）、凝血功能障碍性疾病。

（2）理论知识

要求掌握：各种要求参与诊治的贫血性疾病的临床表现和血液学特点、发病原因、诊断依据、鉴别诊断及治疗方案；溶血性贫血的分类、临床表现和实验室检查，以及血管内和血管外溶血的特点；正常止血和凝血机制，出血性疾病的分类、出血特点、实验室诊断（筛选试验及确诊试验）及治疗；特发性血小板减少性紫癜的发病机制、诊断依据、鉴别诊断、药物治疗和治疗方案；急、慢性白血病的诊断和治疗，淋巴瘤的分类、分期、诊断依据及治疗；粒细胞缺乏症的诊断和治疗。

要求了解：成分输血的指征及各种输血反应的处理、急性白血病的 MICM 分型和意义，骨髓增生异常综合征的分类及治疗原则；骨髓增生性疾病及常见凝血功能障碍性疾病的临床表现、诊断及鉴别诊断；骨髓移植的适应证和禁忌证。

（3）基本技能

要求掌握：束臂试验、骨髓穿刺及其涂片、骨髓细胞形态学检查、骨髓活检的技术和适应证、腰椎穿刺及鞘内注射。

要求了解：各种溶血、出凝血常用实验室检查的原理。

5. 肾疾病

（1）实践病种

要求掌握：原发性肾小球疾病（急性肾炎、急进性肾炎、原发性肾病综合征、慢性肾炎、隐匿性肾炎、IgA 肾病）、继发性肾小球肾炎（狼疮性肾炎、紫癜肾炎、乙肝病毒抗原相关肾炎、糖尿病肾病、高血压肾损害）、遗传性肾炎、间质性肾炎、急性或慢性肾盂肾炎、急性肾损伤、慢性肾病。

要求了解：肾小管疾病、肾移植。

（2）理论知识

要求掌握：肾单位组成和肾生理功能；肾小球疾病的病因、发病机制、临床分型、临床表现、诊断、鉴别诊断和治疗，肾上腺皮质激素、免疫抑制剂和抗凝剂的应用，肾与血压的调节，急慢性肾盂肾炎的诊断、鉴别诊断和治疗，急性和慢性肾衰竭的病因、发病机制、诊断和治疗，非透析疗法（包括饮食治疗），血液净化（血液透析和腹膜透析）的适应证。

要求了解：肾小球疾病的病理分型，肾小管疾病和间质性肾炎的病因、发病机制和诊治原则。肾小管酸中毒的诊断及处理。

（3）基本技能

要求掌握：肾疾病检查的正常值及临床意义，各种肾功能检查的运用和结果判断，肾活检适应证、禁忌证、并发症及处理。

要求了解：肾穿刺检查，置腹膜透析管和血液净化通路建立技术。

6．内分泌系统疾病

（1）实践病种

要求掌握：糖尿病及其常见慢性并发症、甲状腺功能亢进症（Graves 病等）、原发性甲状腺功能减退症、糖尿病酮症酸中毒和高渗性昏迷，如库欣综合征、原发性醛固酮增多症、嗜铬细胞瘤。

要求了解：单纯性甲状腺肿、尿崩症、垂体瘤、甲亢危象、原发性慢性肾上腺皮质功能减退症（Addison 病）、乳酸性酸中毒、异源内分泌综合征、性分化等。

（2）理论知识

要求掌握：糖尿病流行病学特点、分型、病因、临床表现、治疗方法、饮食疗法原则，食物热量计算及实施要求，糖尿病酮症酸中毒的诊断及抢救，糖尿病代谢控制标准；Graves 病的病因学、临床表现、实验室检查及治疗。

要求了解：内分泌疾病的诊断、治疗原则，糖尿病的各种治疗方法，放射免疫法测定激素的原则及临床意义；内分泌功能试验（包括兴奋、抑制试验）的原理、意义及步骤，内分泌系统新进展（包括神经内分泌和内分泌新概念）。

（3）基本技能

要求掌握：常用内分泌功能试验及测定的标本留取要求。

要求了解：激素测定方法和进展；常见肾上腺、垂体影像检查；甲状腺穿刺。

7. 风湿免疫性疾病

（1）实践病种

要求掌握：系统性红斑狼疮、类风湿关节炎、干燥综合征、多发性肌炎／皮肌炎、强直性脊柱炎、骨关节炎、痛风。

要求了解：成人 Still 病、系统性硬化病、系统性血管炎（大动脉炎、肉芽肿性多血管炎、结节性多动脉炎、白塞病）、银屑病关节炎、反应性关节炎、赖特综合征。

（2）理论知识

要求掌握：临床免疫学基础知识，以上要求掌握病种的临床表现、诊断依据、鉴别诊断及治疗原则；常见风湿性疾病自身抗体及相关检测的原理与临床意义；常见抗风湿药物（包括非甾体类抗炎药、缓解病情抗风湿药、糖皮质激素及免疫抑制剂等）的作用机制、适应证、使用方法和不良反应。

要求了解：关节的正常结构和常见关节疾病的 X 线、CT、MRI 检查特点和临床意义；风湿性疾病与其他学科的相互关系。

（3）基本技能

要求掌握：各种风湿性疾病相关抗体的检测原理、结果判断和其临床意义；关节的基本检查法。

要求了解：关节腔穿刺术，主要关节疾病的 X 线、CT、MRI 检查（读片），滑液结果分析。

8. 传染病

（1）实践病种

要求掌握：病毒性肝炎、麻疹、细菌性痢疾、中枢神经系统感染、细菌性食物中毒、流行性出血热、伤寒。

要求了解：败血症及感染性休克、艾滋病（获得性免疫缺陷综合征）、弓形虫病、布鲁菌病、狂犬病、水痘、绦虫病、囊尾蚴病、猩红热、霍乱。

（2）理论知识

要求掌握：病毒性肝炎、流行性出血热、中枢神经系统感染的病原学、临床表现、诊断依据、鉴别诊断及治疗，细菌性痢疾及感染性腹泻等肠道传染病传播途径的共同性、诊断依据、鉴别诊断及治疗。抗病毒（HBV、HCV）药物的作用机制和选择，抗菌药物的进展及合理应用。

要求了解：艾滋病的发病机制、临床表现及诊断、治疗；霍乱的诊断、治疗；发热原因不明的诊断及鉴别诊断；寄生虫病（日本血吸虫病、绦虫病、囊尾蚴病）的诊断、治疗。

（3）基本技能

要求掌握：消毒隔离。

要求了解：肝穿刺的适应证和禁忌证；人工肝。

【转科安排时间表】见表 2。

表 2　转科安排时间表

轮转科室	八年制医学生（月）	专业学位研究生（月）	基地培训住院医师（月）
心血管内科	4	4	4
呼吸内科	4	4	4
消化内科	4	4	4
血液内科	2	2	2
肾脏内科	2	2	2
内分泌内科	2	2	2
风湿免疫科	2	2	2
感染疾病科	2	2	2
急诊科		3	6
神经内科		2	2
影像科		1	2
其他	2	2	4
总计	24	30	36

注：ICU 安排在第 2 年以后轮转

【培训课程】

1．理论课程　完整学习一轮住院医师课程。

2．临床技能培训　心电图、影像、血片和骨髓片、体检、心肺脑复苏、高级生命支持、胸腔穿刺、腹腔穿刺、腰椎穿刺、导尿等。

3．临床教学　各级查房、团队式教学。

4．人文教学　角色塑型（role modeling），座谈，情景教学，演讲比赛等。

5．科研训练　正确查阅文献，写论文，研究课题。

6．教学方法训练　如何带教实习同学。

【学术活动安排】

1．每周二、四晚上讲座，每次 2 学时。

2．每周五上午全科大查房。

3．英文沙龙、技能培训等。

【考评内容】

1．每轮转站点出科

（1）检查轮转登记本、听课记录和参加学术活动记录。

（2）360°评估。

（3）抽查病历。

（4）mini-CEX 与 DOPS。

（5）出科病历分析。

2．年度考核

（1）多选题（multiple choice question，MCQ）。

（2）临床技能（病史、体检、病历书写、急救、心电图、胸片、骨髓片）。

（3）临床思维（病历分析）。

3． 北京市一阶段考试，或者专业学位研究生一阶段考核。

4． 每人至少完成综述或病例报告一篇，八年制医学生及专业学位研究生参照相关规定完成课题。

【推荐参考书目】

参考书籍

1．陆再英．内科学．7 版．北京：人民卫生出版社，2008．

2．［美］LeeGoldman，DennisAusiello．西氏内科学．22 版．王贤才，等译．北京：世界图书出版公司，2009．

3．哈里森内科学．15 版．王德炳，等译．北京：人民卫生出版社，2001．

4．陈灏珠．实用心脏病学．4版．上海：上海科学技术出版社，2007．

5．Douglas L．Mann．Heart Disease．10th edition．Philadelphia：Saunders，2014．

6．郑芝田．胃肠病学．3版．北京：人民卫生出版社，2006．

7．高妍．现代内分泌诊疗手册．北京：北京医科大学、中国协和医科大学联合出版社，1998．

8．刘新民．实用内分泌学．3版．北京：人民军医出版社，2004．

9．Shlomo Melmed．Williams Textbook of Endocrinology．12th edition．Philadelphia：Saunders，2011．

10．Barry M．Brenner，Floyd C．Rector．The Kidney．9th edition．Philadelphia：Saunders，2011．

11．王海燕．肾脏病学．3版．北京：人民卫生出版社，2008．

12．吴东海．临床风湿病学．北京：人民卫生出版社，2008．

13．左晓霞．凯利风湿病学．7版．北京：人民卫生出版社，2006．

参考期刊

1．中华心血管病杂志

2．JACC

3．AHJ

4．中华结核和呼吸杂志

5．*Am J Respire Crit Care Med*

6．*Chest*

7．中华消化杂志

8．中华消化内镜杂志

9．*Gastroenterology*

10．*Blood*

11．中华内分泌代谢杂志

12．*Basic and Clinical Endocrinology*

13．*Journal of the American Society of Nephrology*

14．*Kidney Int*

15．中华风湿病杂志

16．*Arthritis & Rheumatism*

（刘　　刚）

（二）普通外科转科指南

【学科简介】

掌握消毒与无菌技术、水与电解质平衡紊乱、外科休克、多器官功能障碍、创伤、外科感染、心肺脑复苏、外科营养、术前准备和术后处理原则等基础知识及基本理论。

熟悉普通外科各种常见病、多发病的发病机制、临床特点、诊断、鉴别诊断要点、治疗原则以及随访规范；熟悉外科基本用药。

了解普通外科少见病和罕见病的临床特点、诊断、鉴别诊断及治疗原则；器官移植进展状况、腹腔镜手术基本理论；普通外科危重患者的抢救原则。

全面掌握外科换药的技术；掌握外科手术切开、显露、缝合、结扎、止血等技术；熟悉外科常用的诊疗操作技术，如导尿、静脉切开、中心静脉压测量、乙状结肠镜检查和活组织检查等；了解普通外科特殊诊断方法和技术，如针吸活检、腹腔穿刺等。

普通外科的手术包括：

1．肝脏外科

各种肝叶切除术，肝癌的手术治疗及综合治疗。

2. 胆道外科

复杂的肝胆管结石治疗及肝门部胆管癌的切除，腹腔镜手术、胆道镜取石及碎石术；经内镜逆行胰胆管造影新技术。

3. 门脉高压症

各种门脉高压症的断流和分流手术。

4. 胰腺外科

胰腺癌、胰岛细胞瘤及急性坏死性胰腺炎的外科治疗。

5. 胃肠道外科

高位肠瘘的治疗，胃肠道肿瘤的手术及综合治疗，腔镜下胃肠道肿瘤切除术。

6. 乳腺外科

乳腺癌检测及综合治疗。

7. 甲状腺外科

甲亢的外科治疗，甲状腺癌及甲状腺瘤的手术治疗，腔镜下甲状腺肿块切除术。

普通外科的学习特点是注重基本临床思维的训练和基本外科操作的训练，是外科系统学习的基础。

【工作学习环境】

1. 病房基础设施

包括病房、办公室、护士站、治疗室、换药室、休息室、示教室、饭厅。小讨论可以在办公室、示教室、饭厅等地点进行，休息时间可以在休息室和饭厅小憩。

2. 作息时间和安排

每天早 7：30 至晚 5：30 为工作时间，值班时间为当日晨 8：00 至次日晨 8：00，负责外科病房及急诊患者收治。

3. 进科基本要求

（1）着装要求：干净、整洁。

（2）报到（时间、地点）：找各病房教学主管老师。

（3）自备物品：白大衣、听诊器等。

（4）保护病区环境要求：安静、整洁等。

（5）特殊病区安全防护要求：注意传染、放射等。

【培训内容】

1. 骨科

掌握骨科常见病、多发病的发病机制、临床特点、诊断和鉴别诊断以及处理原则。

熟悉骨科专业基本理论和基本知识；常见的骨折与脱位、腰椎间盘突出症、颈椎病、关节炎、骨肿瘤的骨科检查法，熟悉与骨科有关的影像学及实验室检查方法。

掌握夹板、石膏和骨牵引固定技术等骨科常用治疗技术的具体操作，掌握其并发症的预防及处理原则；掌握封闭治疗的意义、操作方法、并发症的预防及处理。

熟悉骨科创伤（以骨折和脱位为主）的常用治疗方法及手术操作技术，熟悉开放性伤口清创闭合的原则。

了解手外伤清创、皮肤缺损的修复、肌腱吻合以及骨科内固定的基本技术。了解腰椎间盘突出症、颈椎病、腰扭伤、狭窄性腱鞘炎、半月板损伤、网球肘的保守治疗方法与原则。

2. 泌尿外科

掌握泌尿外科专业病史的正确询问与采集、分析及病历的正确书写；掌握泌尿外科常见病的发病机制、临床特点、常用检查手段、诊断要领、适应证以及治疗原则。

熟悉泌尿外科急诊常见病（如肾绞痛、急性尿潴留、肾挫伤、膀胱损伤、尿道损伤等）的诊断、鉴别诊断及处理原则；熟悉急性肾衰竭的原因、临床表现和治疗原则。

了解腔内泌尿外科手术的基本原理和方式，包括各种经尿道电切术、经皮肾镜手术、输尿管肾镜手术、腹腔镜手术以及腔内热疗；了解体外冲击波碎石的基本原理和操作方法；了解男科学常见病的诊治要点及进展情况。

掌握泌尿外科常用诊治方法的操作技术，包括膀胱残余尿量的测定、前列腺液的采取与镜检、导尿术、膀胱穿刺造瘘术。

熟悉泌尿外科各种导管（包括各种囊腔导尿管、膀胱及肾造瘘管、D-J 支架引流管及各种伤口引流管）的用途及具体用法；熟悉各种医学影像学检查（包括泌尿系平片、造影片、CT、MRI、B 超及核素检查等）的应用。

了解泌尿外科特殊诊治方法的操作要点和应用，包括金属探条及丝状探子扩张尿道、前列腺针吸细胞学及穿刺活检、尿动力学检查、膀胱镜检查等。

3. 心胸外科

掌握胸腔生理学，肺、食管、心脏的外科解剖学；掌握心胸外科常见疾病的基本理论、临床特点、检查手段、诊断步骤、处理原则；掌握正常胸片与非正常胸片的识别。

熟悉胸部外伤特别是血气胸的发病机制及治疗原则；熟悉心胸外科常见病的手术适应证以及手术要点。

了解心胸外科最常应用的辅助检查，如胸部 X 线片、胸部 CT、冠脉造影、纤维胃镜、支气管镜、胸腔镜检查的应用和操作要点；了解胸部肿瘤的常用化疗方案。

掌握常见胸部外伤的处理原则；掌握开胸术、关胸术的操作要点。

熟悉胸腔穿刺术、胸腔闭式引流术的操作要点。

4. 麻醉科

掌握麻醉学科的基本理论、基本内容和工作任务。

熟悉常用麻醉方法的实施和管理、常用监测技术及其临床应用，熟悉全麻及硬膜外麻醉、腰麻、骶麻、颈丛麻醉、臂丛麻醉的适应证。

了解各种麻醉的术前准备工作及心肺脑复苏术基本原理；了解常见麻醉后并发症的处理原则；了解疼痛治疗的进展。

掌握心电图、血压、脉搏、呼吸和体温的无创监测技术，掌握动脉穿刺置管和深静脉穿刺技术；掌握心肺脑复苏术。

熟悉蛛网膜下腔穿刺和硬膜外穿刺技术；熟悉术中麻醉管理，熟悉麻醉与手术的配合技巧，熟悉麻醉药使用的剂量、不良反应及处理。

了解呼吸机的使用。

5. 外科重症监护病房

掌握呼吸治疗（包括氧治疗、胸部物理治疗和机械通气等）和循环支持治疗的适应证、基本方法以及常用药物的应用。

熟悉危重患者术后生理功能改变，包括呼吸、循环、肝肾功能、水电解质平衡变化以及全身应激反应。熟悉危重患者的监护与管理、急重症患者抢救治疗的全过程、营养支持。

了解常用检测技术的适应证、操作技能及临床应用。

掌握人工呼吸、胸外心脏按压、电除颤等常用临床复苏技术。

熟悉常用监测技术的操作。

了解呼吸机的操作和使用。

6. 神经外科

掌握神经外科常见病种的发病机制、临床特点、诊断和鉴别诊断以及处理原则。

熟悉常见颅脑损伤的急救处理原则；颅压升高的临床诊断及初步处理原则。

了解颅内和椎管内肿瘤、颅内和椎管内血管性疾病的临床特点、诊断和鉴别诊断以及处理原则。

掌握神经系统疾病检查方法；掌握头皮裂伤清创缝合的基本操作；掌握腰穿术的操作技术。

熟悉颅骨手术的临床应用和基本操作。

了解脑室穿刺技术的应用和操作要点。

【住院医师要求】

1. 考勤制度

不迟到不早退，有事或因病需提前向病房负责人请假。进科前一天向病房总住院医师报到。

2. 爱伤观念

爱护关心患者，医疗保密。

3. 工作内容与权限

作为住院医师主动参与基础临床工作。

4. 文案工作

完成病史采集、临床查体，书写住院病历、记录上级医师意见、病程记录。为临床查房讨论准备病历资料、汇报病例。完成检查化验的开具、出院手续的办理。

5. 基础医疗操作

完成护送患者、伤口的换药和拆线、导尿、中心静脉导管和引流管的拔除、临床检查标本采集。

6. 严格无菌操作

遵守病房、手术室无菌管理要求，注意自我防护，外科操作前后洗手，戴帽子口罩，必要时戴手套。器械和用品按要求放置到位。手术时严格遵守无菌原则，认真刷手，保证手术质量。

7. 临床医疗安全纪律

复杂的检查、治疗操作均需有上级医师在场。向疑难病患者或有纠纷倾向患者及家属交代病情及治疗、检查结果前，需请示上级医师。

8. 医嘱签署及查对制度

所有医嘱必须由上级医师审核签字。

9. 培训内容及工作量要求 见表3。

表3　普通外科学习病种及例数要求

病种	例数（≥）
疖和疖病	10
破伤风	1
痈	1
急性乳腺炎	1
急性蜂窝织炎、丹毒	5
全身急性化脓性感染	2
急性淋巴管炎、淋巴结炎	5
肛瘘、肛乳头炎、肛门周围感染	5
静脉炎	5
内、外痔	10
脓肿	3
体表肿瘤	20
急性阑尾炎	5
腹外疝	5
甲状腺瘤或结节性甲状腺肿	5
乳腺增生	5
乳腺癌	5
胆囊结石	5
胃肠肿瘤	5
肠梗阻	5

10. 临床操作技术要求 见表4、表5。

表4　在上级医师指导下应完成的手术

手术或操作技术名称	例次（≥）
疝修补术	5
阑尾切除术	5
体表肿物活检	5
甲状腺手术	5

表5　应参加的手术

手术或操作技术名称	例次（≥）
甲亢或双侧甲状腺次全切除术	10
结肠切除术	5
乳腺癌改良根治或根治术	5
胆囊切除术	10
胃大部切除术	5
肠梗阻、肠切除吻合术	2
胆总管探查、胆管空肠吻合术	2

【培训课程与学术活动安排】

- 胆石症
- B超在外科的应用
- 胃镜在外科疾患治疗中的应用
- 外科营养概要
- 肝肿瘤外科治疗进展
- 肝门胆管癌治疗现状及进展
- 血管外科
- 血管病与肿瘤介入治疗学
- 外科患者的CT检查
- 外科患者的MRI检查
- 胰十二指肠损伤
- 胆道镜在外科疾病中的应用
- 胆道肿瘤的诊断与治疗现状
- 胰腺炎的外科治疗

- 外科肿瘤的放射治疗
- 门脉高压症的病理生理与治疗现状
- 复发直肠癌综合治疗及低位直肠癌保肛术式的探讨
- 胃肠肿瘤的辅助治疗
- 腹腔镜外科进展
- 直肠癌的外科治疗
- 肝移植现状及进展
- 乳腺癌的诊断与治疗现状
- 肛门直肠疾患

- 胰腺肿瘤与胰十二指肠切除术
- 胃癌外科治疗
- 消化道肿瘤合并肝转移的综合治疗
- 胆总管囊肿的外科治疗
- 肝内外胆管结石的诊治进展
- 甲状腺癌的外科治疗
- 乳腺癌的内分泌治疗
- 胃肠道间质瘤的外科诊断与治疗
- 周围血管超声在外科的应用

1. 骨科学习内容

（1）骨科学习病种及例数要求：见表6。

表6 骨科学习病种及例数要求

病种	例数（≥）
常见部位骨折	10
常见部位关节脱位	10
运动系统慢性损伤	5
腰椎间盘突出症	2
颈椎病	2
骨与关节感染	2
骨肿瘤	2

（2）临床操作技术要求：见表 7、表 8。

表 7　在上级医师指导下应完成的手术

手术或操作技术名称	例次（≥）
常见部位骨折的手法复位，夹板、石膏外固定	10
常见部位关节脱位的手法复位	5
常见部位的骨牵引	5

表 8　应参加的手术

手术或操作技术名称	例次（≥）
手外伤的清创、缝合，皮肤缺损的修复及肌腱吻合	5
开放骨折的清创、切开复位内固定	5
腰椎或颈椎手术	3
人工关节置换术	2
四肢常见的骨及软组织肿瘤手术	2

2. 泌尿外科学习内容

（1）泌尿外科学习病种及例数要求：见表 9。

表 9　泌尿外科学习病种及例数要求

病种	例数（≥）
泌尿生殖系炎症	10
睾丸鞘膜积液	1
前列腺增生症	5
隐睾	1
精索静脉曲张	2
尿路结石	6

病种	例数（≥）
膀胱癌	4
肾肿瘤	2
前列腺癌	1

（2）临床操作技术要求：见表 10、表 11。

表 10　在上级医师指导下应完成的手术

手术或操作技术名称	例次（≥）
膀胱造瘘术	1
精索静脉高位结扎术	1
睾丸鞘膜翻转术	1

表 11　应参加的手术

手术或操作技术名称	例次（≥）
睾丸切除术	1
膀胱部分切除术	1
肾切除术	3
肾或输尿管切开取石术	2
耻骨上经膀胱前列腺摘除术	2
尿道狭窄手术	1
泌尿生殖系成型术	1
腔内泌尿外科手术	3

3. 心胸外科学习内容

（1）心胸外科学习病种及例数要求：见表 12。

表 12　心胸外科学习病种及例数要求

病种	例数（≥）
食管（贲门）癌	2
肺癌	2
胸部外伤、血胸、气胸	2
其他普胸病种	3
常见先天性心脏病	2
瓣膜疾病	1
其他心血管外科病	1

（2）临床操作技术要求：见表 13、表 14。

表 13　在上级医师指导下应完成的手术

手术或操作技术名称	例次（≥）
胸腔穿刺术	3
胸腔闭式引流术	3
开胸术	2

表 14　应参加的手术

手术或操作技术名称	例次（≥）
食管、贲门癌手术	2
肺叶切除术	2
先天性心脏病手术	2
其他心脏手术	2

4. 麻醉科学习内容

麻醉科临床操作技术要求见表 15。

表 15　在上级医师指导下应完成的麻醉及相关操作

操作技术名称	例次 （≥）
深静脉穿刺监测中心静脉压或动脉穿刺	5
术前访视患者并施行麻醉	30
正确书写麻醉记录和小结	
椎管内麻醉	10
气管内插管全麻	10
麻醉科急诊夜班（次）	5
面罩给氧、机械通气	10

5. 外科重症监护病房学习内容

在上级医师指导下参加管理：重症患者 10 例，并按时完成病历记录；机械通气治疗患者 5 例，并按时完成病历记录。

6. 神经外科学习内容

（1）神经外科学习病种及例数要求：见表 16。

表 16　神经外科学习病种及例数要求

病种	例数 （≥）
颅脑损伤	2
神经肿瘤	1
脑血管病	1
脊髓脊柱病变	1

（2）临床操作技术要求：见表 17、表 18。

表 17　在上级医师指导下应完成的手术

手术或操作技术名称	例次（≥）
头皮损伤手术	3
腰椎穿刺	3

表 18　应参加的手术

手术或操作技术名称	例次（≥）
开颅手术	3
脑室穿刺术	2

7. 出科考核

由教学主任负责安排出科考核，主要考核方式为面试和基本技能操作等。

8. 主任查房（教学查房）

需要准备的资料：完整病历、检查结果、影像学资料、既往治疗资料等。

病例综述要求：①患者性别、年龄及易患因素；②主诉、简要现病史、阳性体征；③诊疗经过及有意义的检查结果；④目前诊断；⑤对诊断、治疗尚有疑问之处。

9. 轮转安排

总轮转时间为至少 27 个月。

- 普通外科：12 个月
- 骨科：4 个月
- 泌尿外科：3 个月
- 心外科：1 个月
- 胸外科：2 个月
- 麻醉科：　2 个月

- 外科重症监护病房：1 个月
- 神经外科：2 个月

普通外科病房住院医师日常工作规范及要求见附录。

（刘占兵）

（三）妇产科转科指南

【学科简介】

妇产科学是专门研究妇女特有的生理和病理的一门学科，包括妇科学、产科学和生殖医学，是医学中重要的一门学科。研究范围和内容的特殊性，是妇产科最显著的特点。妇产科研究的对象仅仅局限于女性这一特定的范围，在这些对象中，既有病理状态下的患者，也有特殊生理状态下的正常人；在治疗方法上，既有内科治疗手段，也有外科治疗方法。由于传统观念的影响，加之研究的内容很容易涉及患者的隐私，所以要做到爱护患者并尊重患者的隐私。

【工作学习环境】

主要医疗教学站点包括：

妇科病房：涉及普通妇科、妇科泌尿学、妇科内分泌学、内镜手术、妇科肿瘤的手术与化疗。

计划生育病房：涉及计划生育手术、不孕症手术治疗。

产前病房：涉及高危妊娠的产前诊治与观护。

产后病房：涉及分娩后产妇与新生儿的观护及管理。

产房：涉及待产与分娩、产科的危重症抢救。

妇产科门诊。

生殖中心：涉及不孕不育症的诊治、实施人类辅助生殖技术。

【工作守则】

1. 谦虚谨慎，刻苦学习，努力工作，尊师爱教，树立爱伤观念，培养一丝不苟的工作作风和全心全意为人民服务的思想，对患者一视同仁，遵纪守法。

2．上岗仪表端庄，着装整洁，佩戴胸卡。

3．在上级医师指导下，负责一定数量患者的医疗工作（一般管6～8张病床），提前半小时进入病房，对所管患者进行巡视检查，并参加病房、门诊、急诊的夜班及节假日值班。

4．遵守各项规章制度和诊疗操作常规，服从科室轮转安排，服从病房主任、主治医师和住院总医师安排，认真进行临床实践。

5．增强法律法规意识，工作中注意自我保护，不收受患者家属的钱物馈赠，男（实习）医师检查女患者时必须有护士或其他医师在场，严禁男（实习）医师单独检查异性患者，避免医疗纠纷的发生。

6．坚持规定的三级查房制度。按时认真、条理细致地完成病历书写。不得随意带走、复印或拍照医疗相关资料。

7．积极参加各种临床讨论、业务学习及学术活动。

8．坚持出科考核制度。

9．认真执行考勤制度和请假制度。

【培训内容及转科时间安排】

1．轮转时间（按照 2013 年《北京地区住院医师规范化培训细则》） 见表 19、表 20。

表 19　必选的轮转科室及时间（33 个月）

轮转科室	时间（月）
产科病房（包括产房）	12～14
计划生育门诊、病房	4
妇产科门诊	4～6
妇科病房	9
相关科室（超声、新生儿等科室）	2

表 20　选修的轮转科室（不作为必须轮转要求）（3 个月）

轮转科室	轮转科室
外科急诊	病理科
外科重症监护病房	心内科

2. 培训大纲、理论与技能目标

● 第 1 年妇科病房（3 个月）

（1）培训目标

1）理论部分

掌握：女性生殖器官的解剖、生理等基础理论知识；妇科常见疾病的临床特点、诊断、鉴别诊断及处理原则。

熟悉：妇科常见疾病的手术适应证、禁忌证，常见手术的术后并发症及处理原则。

2）技能部分

掌握：妇科病史采集、医疗文书书写，包括妇科病历书写，至少完成 10 份手工书写的大病历；腹部伤口换药、拆线。

熟悉：作为助手参加附件手术及子宫切除术。

了解：妇科宫腹腔镜器械使用方法、注意事项。

（2）基本要求

1）学习病种：子宫肌瘤、良性卵巢肿瘤、子宫腺肌病、子宫内膜异位症、异位妊娠。

2）技能要求：盆腔检查（双合诊、三合诊）、诊断性刮宫术、附件 / 子宫手术助手、外阴 / 阴道小手术助手。

（3）较高要求（在基本要求的基础上还应学习以下疾病和技能）

1）学习病种：妊娠剧吐、不孕症、子宫纵隔、宫腔粘连、女性生殖器官损伤性疾病、子宫内膜息肉、女性生殖器官恶性肿瘤等。

2）技能要求：参观宫腹腔镜手术 5 例。

● 第 1 年妇科门诊（1 个月）

（1）培训目标

1）理论部分

掌握：常见女性生殖道炎症的诊断、鉴别诊断与处理；门诊常用药物的药理作用、剂量、用法、适应证、禁忌证及副作用。

了解：宫颈细胞 TBS 分类法的临床意义。

2）技能部分

掌握：妇科病史采集、医疗文书书写，包括妇科门诊病历书写，能够正确阅读辅助检查的报告及妇科常见病的病理报告。

熟悉：妇科门诊常用特殊检查方法（阴道清洁度、滴虫、真菌、宫颈及阴道涂片等）。

了解：参与外阴、阴道及宫颈的小手术。

（2）基本要求

1）学习病种：外阴及阴道炎、盆腔炎、宫颈炎、早孕、流产、异位妊娠、子宫肌瘤、女性生殖器官损伤性疾病、子宫内膜异位症、子宫腺肌病、性传播疾病、宫颈病变、妊娠剧吐、附件肿物、不孕症、生殖内分泌疾病、妇科急腹症、女性生殖器官恶性肿瘤。

2）技能要求：盆腔检查（双合诊、三合诊）、宫颈／阴道涂片、阴道分泌物检查、宫颈小手术助手、活检术助手。

● 第 1 年产科病房（共 6 ～ 7 个月，包括产房轮转）

（1）培训目标

1）理论部分

掌握：妊娠生理、产科学的基本理论知识，结合临床掌握妊娠期母体的生理变化、胎儿生理及其发育、胎盘和羊水的功能等知识；正常妊娠的孕期保健规范；正常分娩、正常产程、正常产褥的特征与处理；正常妊娠的孕期处理常规；围生保健工作的内容和监护手段；产科门诊用药原则。

2）技能部分

掌握：产科病史采集、医疗文书书写，包括产科病历书写，至少完成手工书写涉及妊娠并发症的大病历 10 份；学会填写围生保健病历及各类手册、卡片等；掌握妊娠图、产程图的绘制，正确的四步触诊、阴道检查、骨盆内测量、肛门指诊的手法；独立完成正常接生 40 例（包括绘制产程图）；正常新生儿查体及处理。

熟悉：胎儿电子胎心监护技术的应用及其图形判读。

了解：产科的阴道检查、人工破膜、骨盆内测量的方法；异常妊娠图的识别；新生儿窒息抢救和早产儿的处理。

（2）基本要求

1）学习病种：正常分娩、妊娠高血压、妊娠期糖尿病、胎儿生长受限、胎儿宫内窘迫、产前出血、胎膜早破、先兆早产及早产、产后出血、羊水量异常。

2）技能要求：四步触诊、骨盆测量、电子胎心监护图判读、正常产程观察和处理及接生操作、产程图绘制、妊娠图绘制、正常新生儿查体及处理、人工破膜、催产素滴注引产、会阴侧切缝合术、剖宫产手术助手。

（3）较高要求（在基本要求的基础上还应学习以下疾病和技能）

1）学习病种：异常分娩、新生儿窒息等。

2）技能要求：会阴裂伤缝合术、新生儿复苏。

● 第 1 年产科门诊（1 个月）

基本要求

（1）学习病种：妊娠并发症、妊娠期糖尿病、妊娠高血压、羊水量异常、胎儿生长受限、胎儿窘迫、先兆早产、产道异常。

（2）技能要求：正常产前检查、骨盆测量、绘制妊娠图、胎心监护识图、产前宣教。

● 第 2～3 年妇科病房（6 个月）

（1）培训目标

1）理论部分

掌握：妇科常见病、多发病的生理、病理的理论知识、诊断、鉴别诊断以及基本治疗原则；妇科急腹症的诊断、鉴别诊断与处理原则；休克的诊断、鉴别诊断、诊治原则；子宫异常出血、不孕症、生殖器官损伤性疾病、妇科内分泌等疾病的相关基本理论知识、临床特点及治疗原则；妇科常规手术的适应证、禁忌证和手术前后的处理。

熟悉：妇科腹腔镜、宫腔镜的手术适应证、禁忌证及术后的并发症。

了解：妇科恶性肿瘤诊断、鉴别诊断及治疗原则。

2）技能部分

掌握：在熟练掌握第 1 年要求的妇科基本技能的基础上，能够作为术者完成妇科门诊常见的小手术，如宫颈活组织检查、巴氏腺脓肿切开或造口、外阴肿物切除术等；熟悉阴道镜相关知识内容；作为术者或第一助手完成附件手术；作为术者或第一助手能够完成简单的子宫切除术。

（2）基本要求

1）学习病种：子宫肌瘤、良性卵巢肿瘤、子宫腺肌病、子宫内膜异位症、异位妊娠、妇科急腹症、生殖道畸形、功能失调性子宫出血、女性生殖器官损伤性疾病、宫颈癌、子宫内膜癌、卵巢恶性肿瘤、妊娠滋养细胞疾病。

2）技能要求：盆腔检查（双合诊、三合诊）、外阴及阴道小手术术者、宫颈小手术术者、诊刮／分段诊刮／清宫术术者、附件手术术者或第一助手、简单子宫切除术术者或第一助手、子宫次全切除术或全子宫切除术助手、参观阴式子宫切除术、参观根治性子宫切除术、参加腹腔镜及宫腔镜手术。

● 第 2 ～ 3 年妇科门诊（1 ～ 2 个月）

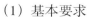

（1）基本要求

1）学习病种：外阴及阴道炎、盆腔炎、宫颈炎、早孕、流产、异位妊娠、子宫内膜异位症、子宫腺肌病、性传播疾病、宫颈病变、妊娠剧吐、子宫肌瘤、附件肿物、女性生殖器官损伤性疾病、急腹症、生殖内分泌疾病、更年期综合征、不孕症、妊娠滋养细胞疾病、生殖系统恶性肿瘤。

2）技能要求：盆腔检查（双合诊、三合诊）、宫颈及阴道涂片、阴道分泌物检查、活检术术者、诊刮/分段诊刮/清宫术术者、取内膜术者、宫颈息肉摘除术术者、外阴裂伤缝合术术者、参加阴道镜检查、参加子宫输卵管通液/造影术、前庭大腺囊肿/脓肿造口/切开引流术术者。

（2）较高要求（在基本要求的基础上还应学习以下疾病和技能）

1）学习病种：卵巢过度刺激综合征、压力性尿失禁、盆底器官脱垂的相关疾病。

2）技能要求：担任宫腹腔镜附件手术助手，参加阴式手术，参观盆底重建术。

● 第 2～3 年产科病房（共 6～7 个月，包括产房轮转）

（1）培训目标

1）理论部分

掌握：病理妊娠的诊断和处理原则；异常分娩、异常产程的识别和处理原则；产科常用手术的适应证、禁忌证；产科常见急症、合并症和并发症的诊断和处理原则；新生儿窒息复苏的基本程序、高危新生儿的判断标准及处理原则。

2）技能部分

掌握：作为术者完成产科一般中型手术，作为第一助手指导下级医师完成产科常见的小手术；使用胎心监护仪，并能正确判断异常胎心监护图形。

熟悉：常见妊娠并发症的发病机制、病理生理、对母亲与胎儿的危害与处理原则；分娩期并发症的诊断与处理原则；异常分娩、异常产程的识别与处理原则；产科助产技术的适应证、禁忌证；异常产褥的诊断与处理；妊娠合并内外科疾病的诊断、对母亲和胎儿的危害与处理原则；胎儿电子胎心监护技术与图形判读；前置胎盘、胎盘早剥、羊水栓塞、产后出血、DIC 的诊断与处理原则。

了解：产科的阴道检查、人工破膜、骨盆内测量的方法；异常妊娠图的识别；新生儿窒息抢救和早产儿的处理；产前诊断的内容与方法；常见胎儿畸形的诊断与上报。

（2）基本要求

1）学习病种：分娩期并发症、异常分娩、妊娠高血压、妊娠期糖尿病、胎膜早破、胎盘早剥、失血性休克、新生儿窒息复苏、胎儿生长受限、胎儿宫内窘迫、前置胎盘、产后出血、过期妊娠、瘢痕子宫。

2）技能要求：四步触诊、骨盆测量、电子胎心监护图判读、催产素滴注引产、剖宫产手术（术者／助手）、手剥胎盘、新生儿窒息复苏、会阴裂伤缝合术。

（3）较高要求（在基本要求的基础上还应学习以下疾病和技能）

学习病种：胎儿畸形、胎死宫内、多胎妊娠、羊水栓塞。

● 第 2～3 年产科门诊（1～2 个月）

基本要求：

（1）学习病种：妊娠合并症、妊娠期糖尿病、妊娠高血压、羊水量异常、胎儿生长受限、胎儿窘迫、先兆早产、多胎妊娠、产道异常。

（2）技能要求：正常产前检查、骨盆测量、绘制妊娠图、胎心监护识图、产前宣教。

● 计划生育科（计划生育门诊、病房，4 个月）

（1）培训目标

掌握：计划生育病历书写，计划生育专业基本理论知识；计划生育手术操作（早、中孕期人工流产术，药物流产术，女性绝育术，宫内节育器放置及取出术）的适应证、禁忌证、手术步骤、术前准备、术后处理及注意事项；基本的宫腔操作；计划生育手术常见并发症的识别、诊断技术与处理原则。

熟悉：国家有关计划生育的政策、法规，常见手术并发症的处理原则，钳刮技术。对于特殊部位的妊娠（宫颈妊娠、剖宫产切口妊娠、宫角妊娠等）要有一定诊断能力。

了解：生殖健康理念，宫腹腔镜技术在计划生育手术中的应用。

（2）基本要求

1）学习病种：早孕、孕中期引产、药物流产、宫内节育器并发症、人工流产术后随访及并发症、避孕咨询指导、高危人工流产。

2）技能要求：盆腔检查（双合诊、三合诊）、人工流产术术者、放/取环术术者、中期引产术术者、药物流产术观察、输卵管绝育术、输卵管复通术（助手）。

● 相关科室（超声、新生儿等科室）（2个月）

根据所选择科室，了解相关轮转科室的基本知识及技能。

● 选修轮转科室（3个月，不作为必须轮转要求）

【培训课程与学术活动安排】

1．理论培训　每年一轮住院医师课程。

2．能力培训（每两周一次，包括基本技能与操作、科研思路的训练、医学中的人文因素等）。

3．科内学术活动（每两周一次）。

4．临床教学　各级查房、团队式教学、病例讨论等。

【外语、教学、科研等能力的要求】

1．第1年轮转过程中，参加医院教学活动，能够阅读外文文献，完成读书笔记1篇。

2．进入第 2 年后，能够承担起实习医师的临床带教工作；了解本专业国内外新进展，比较熟练地阅读外文经典著作或期刊。

3．每年完成临床个案报道或综述 1 篇。

【考评内容】

1．病历书写检查。

2．及时完成轮转手册的填写。

3．mini-CEX。

4．DOPS。

5．出科考试。

6．出科汇报。

7．参加业务学习及住院医师能力培训考勤。

【推荐参考书目】

1．乐杰．妇产科学．7 版．北京：人民卫生出版社，2008.

2．曹泽毅．中华妇产科学（临床版）．北京：人民卫生出版社，2010.

3．中华妇产科杂志.

4．William 产科学．21 版．北京：科学出版社，2002.

5．段涛，丰有吉译．Novak 妇科学．北京：人民卫生出版社，2005.

6．丰有吉，沈铿．妇产科学．北京：人民卫生出版社，2012.

（徐　阳）

（四）儿科转科指南

【学科简介】

儿科学（pediatrics）是一门研究小儿各年龄阶段的生长发育、卫生保健及疾病诊治和预防等方面问题的综合性医学科学，其研究对象包括自胎儿至青春期的儿童。

凡涉及小儿时期的健康和卫生问题均属于儿科学范围，随着医学模式转变和儿科医学的发展，儿科学又可分为临床儿科学（儿科诊疗学）、预防儿科学、发育儿科学和社会儿科学。

1. 临床儿科学

研究小儿呼吸、消化、心血管、血液、神经、肾脏、风湿免疫、内分泌、新生儿、急救等专业临床疾病。

2. 预防儿科学

研究儿童传染病、器质性和精神心理疾病预防。

3. 发育儿科学

研究小儿体格生长、智力运动发育、心理发育、学习社交障碍等生长发育有关问题。

4. 社会儿科学

研究儿童权利等社会及卫生问题。

【工作守则】

1. 基本要求

（1）着装要求：上班需佩戴胸卡，仪表端庄，着装整洁。

（2）保护病区环境要求：安静、整洁等。

（3）遵守各项规章制度和诊疗操作常规，服从科室轮转安排，服从病房主任、主治医师和住院总医师安排，认真进行临床实践。

（4）增强法律法规意识，工作中注意自我保护，不收受患者家属的钱物馈赠，避免医疗纠纷的发生。

2. 爱伤观念

（1）对患者全面全程负责。对患儿要体现爱心、细心、耐心，尊重患儿隐私。应随时注意隔离保护，接触患儿前应先洗手，戴口罩，衣帽要保持清洁。

（2）检查患儿时应注意保护，避免着凉或外伤，查完患儿要系好患儿的衣裤，包好包被。发现患儿有二便时，应及时更换尿布。离开病床时务必拉好患儿的床栏，以免使患儿坠地而发生意外。

3．考勤制度

（1）不迟到，不早退。

（2）做好患者交接班工作，不得脱岗、离岗。

（3）严格执行北京大学医学部研究生院（教育处）的请假相关规定。

4．工作内容与权限

作为住院医师主动参与基础临床工作。

（1）坚持规定的三级查房制度。及时完成病史采集、临床查体，按时认真、条理细致地完成病历书写，记录上级医师意见、病程记录。不得随意带走、复印或拍照医疗相关资料。

（2）积极参加各种临床讨论、业务学习及学术活动。

（3）复杂的检查、治疗操作需有上级医师在场。

（4）向疑难病患者或有纠纷倾向患者及家属交代病情时，需请示上级医师，并且最后有上级医师在场一同参与。

【培训内容】

总体目标与培训大纲

儿科学是研究并救治健康及患病的婴儿、儿童及青少年的医学分支，该学科关注孩子的生长发育，发掘其成长为健康成年人的潜能。合格的儿科医生应掌握儿童正常生长发育及临床状况的相关知识，在儿童疾病的诊治方面接受专门训练，应具备向各类人群提供有效及针对性的医疗服务所必需的知识、技能及态度。培训完成后，住院医师应承担起儿科专家顾问的职责，应对该学科的理论基础（包括基础医学科学研究）具有切实的了解，应能够在一定程度上独立进行临床决策。

培训结束后，儿科医师应成为：

1. 医学专家（medical expert）

整合 CanMEDS 的全部职能，将医学知识、临床技能及职业精神融汇至以家庭为中心的医疗服务，这是其核心。应掌握以下知识和技能：

（1）正确询问病史，进行正规体检，系统书写病历及各项记录。

（2）掌握结合不同年龄特点进行症状鉴别诊断及儿科临床思维分析方法：包括发热待查、出疹性疾病、惊厥、黄疸、腹痛、血尿、血便、肝脾大、腹部肿物等。

（3）掌握下述技能操作：静脉穿刺、骨髓穿刺、胸腔穿刺、腹部穿刺、腰椎穿刺、硬膜下穿刺、胸外心脏按压、高级生命支持等。

（4）掌握新生儿、小儿肾脏、神经、心血管、呼吸、消化、急救、感染等专业的疾病相关知识。

具体要求病种及例数参照北京地区专科医师培训细则儿科分册要求，并见表 21。

表 21 儿科各专业要求病种、操作及例数

一、新生儿专业			
病种（掌握）	要求例数	完成的操作及手术（掌握）	要求例数
新生儿黄疸	5	体格检查	10
新生儿窒息	3	新生儿暖箱使用	5
新生儿缺氧缺血性脑病	3	足跟部穿刺采血	3
新生儿颅内出血	3	动脉穿刺取血	3
新生儿肺炎	3	腰椎穿刺术	1～3
新生儿败血症	1～2	Apgar 评分	0～3
新生儿化脓性脑膜炎	1～2	鼻胃置管术	1
新生儿低血糖和高血糖	3		
新生儿低钙血症	2		

病种	要求例数	完成的操作及手术	要求例数
新生儿贫血	1		
新生儿红细胞增多症	1		
新生儿肺透明膜病 / 湿肺	1		
新生儿硬肿症	0 ~ 1		
新生儿破伤风	0 ~ 1		
病种（了解）	**要求例数**	**完成的操作及手术（了解）**	**要求例数**
新生儿惊厥	3	气管插管术	0 ~ 3
胎粪吸入综合征	1 ~ 3	呼吸机基本应用	0 ~ 3
产伤	1 ~ 3	PICC	0 ~ 1
VLBW 管理	1 ~ 3	脐静脉插管术	0 ~ 1
坏死性小肠结肠炎	0 ~ 1	换血治疗	0 ~ 1
TORCH 感染	1	胸腔穿刺术	0 ~ 1
先天畸形（呼吸、消化、心脏）	1		

二、消化专业

病种（掌握）	要求例数	完成的操作及手术（掌握）	要求例数
口腔炎	2 ~ 3	腹腔穿刺术	0 ~ 1
腹泻病	3 ~ 5	置胃管、洗胃、抽取胃液	
腹痛、厌食、便秘、恶心呕吐	各 2	消化系统 X 线检查（腹平片和钡餐造影）	
胃炎（急性、慢性）	2 ~ 3		
胃食管反流	1 ~ 2		
Hp 感染和消化性溃疡	1 ~ 2		
婴儿肝炎综合征	1 ~ 2		
先天性肥大性幽门狭窄	1 ~ 2		
肠套叠	0 ~ 1		

肝脓肿	0 ~ 1		
炎性肠病（溃疡性结肠炎、克罗恩病）	0 ~ 1		
病种（了解）	**要求例数**	**完成的操作及手术（了解）**	**要求例数**
消化道大出血	0 ~ 1	食管 pH 检测	0 ~ 2
出血性肠炎	0 ~ 1	胃镜	0 ~ 2
		结肠镜	0 ~ 2
		胃电图	0 ~ 2
		消化道测压	0 ~ 2
三、呼吸专业			
病种（掌握）	**要求例数**	**完成的操作及手术（掌握）**	**要求例数**
上呼吸道感染	≥ 5	胸片	≥ 10
急性支气管炎	≥ 5	血气分析报告	≥ 5
各型肺炎（大叶性肺炎、支气管肺炎、金黄色葡萄球菌肺炎、病毒性肺炎、支原体肺炎）	≥ 5	肺功能报告	≥ 3
		胸腔穿刺术	1 ~ 3
急性喉炎	≥ 2		
支气管哮喘	≥ 2		
胸膜炎、脓胸、脓气胸	≥ 1		
呼吸衰竭	≥ 1		
急慢性咳嗽、喘息、呼吸困难、咯血			
病种（了解）	**要求例数**	**完成的操作及手术（了解）**	**要求例数**
反复呼吸道感染	1 ~ 2	纤维支气管镜	≥ 1
上气道梗阻	1 ~ 2	呼吸机应用	≥ 1

续表

病种	要求例数	完成的操作及手术	要求例数
支气管异物	1～2	CT	≥1
支气管扩张	1～2		
特发性肺含铁血黄素沉着症	0～1		
呼吸系统先天畸形	0～1		
睡眠呼吸暂停			

四、心血管专业

病种（掌握）	要求例数	完成的操作及手术（掌握）	要求例数
先天性心脏病（室间隔缺损、房间隔缺损、动脉导管未闭、法洛四联症、肺动脉瓣狭窄）	3～5	心电图 心电监护 循环系统体格检查方法及意义	≥10 ≥3
心肌炎	2～3		
心肌病	1～3		
心力衰竭	1～3		
川崎病	1～3		

病种（了解）	要求例数	完成的操作及手术（了解）	要求例数
晕厥	1～3	超声心动图	5～10
心律失常	1～3	24小时心电图监测	3～5
高血压	0～1	直立倾斜试验	1～3
		24小时血压监测	1～3

五、血液及肿瘤专业

病种（掌握）	要求例数	完成的操作及手术（掌握）	要求例数
营养性贫血（缺铁性、巨幼细胞性）	4～6	血涂片阅片	≥10

续表

再生障碍性贫血	1 ~ 3	骨髓穿刺	≥ 5
溶血性贫血	1 ~ 3		
特发性血小板减少性紫癜	1 ~ 3		
血友病	0 ~ 3		
白血病	1 ~ 3		
淋巴瘤	1 ~ 3		
淋巴结肿大、肝脾大、腹部肿物鉴别诊断			
病种（了解）	**要求例数**	**完成的操作及手术（了解）**	**要求例数**
朗格汉斯细胞组织细胞增生症	0 ~ 1	鞘内注入白血病药物技术	1 ~ 3
噬血细胞性淋巴组织细胞增生症	0 ~ 1		
六、肾脏专业			
病种（掌握）	**要求例数**	**完成的操作及手术（掌握）**	**要求例数**
泌尿系感染	2 ~ 4	肾穿刺前准备及穿刺后观察、处理	1 ~ 3
原发性肾病综合征	2 ~ 4		
急性肾炎	1 ~ 3		
继发性肾炎（紫癜性肾炎、狼疮性肾炎等）	2 ~ 5		
IgA 肾病	1 ~ 2		
血尿待查	1 ~ 2		
蛋白尿待查	1 ~ 2		
急性肾衰竭	1 ~ 2		
慢性肾炎	0 ~ 1		

续表

病种（了解）	要求例数	完成的操作及手术（了解）	要求例数
反流性肾病	0～1	腹膜透析观摩	0～1
溶血尿毒综合征	0～1	血液透析观摩	≥2
遗传性肾疾病	0～1		
遗尿，肾结石，肾积水			

七、神经专业（含遗传代谢缺陷病）

病种（掌握）	要求例数	完成的操作及手术（掌握）	要求例数
小儿癫痫	3～5	神经系统检查	≥5
中枢神经系统感染（化脓、病脑）	2～5	腰椎穿刺	≥5
		硬膜下穿刺	0～1
急性感染性多发性神经根神经炎	1～2		
脊髓炎	0～1		
脑性瘫痪	1～2		
运动单位病（脊髓性肌萎缩、进行性肌营养不良、重症肌无力）	1～3		
脑血管疾病（小儿急性偏瘫）	1		

病种（了解）	要求例数	完成的操作及手术（了解）	要求例数
癫痫持续状态	0～2	脑电图结果分析	5
中枢神经系统占位性疾病	0～2	神经系统 CT、MRI 阅片	5
急性小脑共济失调	0～1	肌电图结果分析	0～2
多发性硬化	0～1		
糖、脂类代谢障碍	1～2		

续表

氨基酸及有机酸代谢障碍	1 ～ 2		
急性播散性脑脊髓膜炎	1		
神经纤维瘤病	0 ～ 1		
唐氏综合征	0 ～ 1		
肝豆状核变性	0 ～ 2		
线粒体肌病及线粒体脑肌病	0 ～ 1		
头痛、智力低下及行为障碍性疾病的诊断及鉴别诊断			

八、重症监护专业

病种（掌握）	要求例数	完成的操作及手术（掌握）	要求例数
心搏骤停、呼吸骤停	2 ～ 3	血气分析（采血及仪器操作）	10
急性呼吸衰竭	3 ～ 5		
心力衰竭	1 ～ 3	呼吸道管理	5 ～ 10
癫痫持续状态	1 ～ 3	心肺复苏术	2 ～ 3
急性颅高压	1 ～ 3	多功能监护仪使用	5
各种中毒	1 ～ 3		
哮喘持续状态	1 ～ 2		
急性肾衰竭	1 ～ 2		
病种（了解）	**要求例数**	**完成的操作及手术（了解）**	**要求例数**
多脏器功能障碍综合征	2 ～ 3	呼吸机调节	2 ～ 3
脓毒症	1 ～ 3	气管插管术	1 ～ 2
全身炎症反应综合征	1 ～ 2		

续表

病种（掌握）	要求例数	完成的操作及手术（掌握）	要求例数
急性肺损伤和急性呼吸窘迫综合征	1～2		
弥散性血管内凝血	1～2		

九、感染专业

病种（掌握）	要求例数	完成的操作及手术（掌握）	要求例数
麻疹	2	传染病隔离措施（洗手、穿脱隔离衣、污染物处理）	3
风疹	2	肛拭子取便	2
婴幼儿急疹	2	腰椎穿刺	1
水痘	2		
流行性腮腺炎	2		
传染性单核细胞增多症（EB 病毒感染）	3		
甲、乙、丙型病毒性肝炎	2		
各种消化道传染病（细菌性痢疾、沙门菌属感染、霍乱）	1～3		
各型结核病	1～3		
艾滋病、淋病、梅毒	0～3		
流行性脑脊髓膜炎	0～3		
急性迟缓性麻痹	0～3		
流行性乙型脑炎	0～1		
百日咳样综合征	0～1		
寄生虫病（血吸虫病、疟疾、蛔虫病、蛲虫病、绦虫病、钩虫病）	0～6		
CMV 感染			

病种（了解）	要求例数	完成的操作及手术（了解）	要求例数
暴发性流脑	0～1	流行性脑脊髓膜炎皮肤瘀点涂片查菌	1
严重急性呼吸综合征	0～1		
高致病性禽流感	0～1	感染病原体核酸检测（杂交技术、PCR 检测技术）	0～1

十、内分泌、风湿、免疫专业

病种（掌握）	要求例数	完成的操作及手术（掌握）	要求例数
儿童糖尿病	2～4	血糖检测	≥3
甲状腺疾病	1～2	生长激素刺激试验	≥2
生长迟缓	1～2	口服糖耐量试验（OGTT）	1
肥胖症	1～2	关节腔穿刺	0～1
性早熟	1～2	掌握免疫功能及过敏相关的检测手段	
过敏性紫癜	1～2		
儿童系统性红斑狼疮	1～2		
幼年特发性关节炎	1～2		
强直性脊柱炎	1～2		
幼年皮肌炎及多发性肌炎	1～2		

病种（了解）	要求例数	完成的操作及手术（了解）	要求例数
先天性肾上腺皮质增生症	1～2	骨龄读片	3～5
尿崩症	1	皮质醇节律	1
肾小管酸中毒	1	限水试验	1
混合性结缔组织病	0～1		
风湿热	0～1		
赖特综合征	0～1		

续表

十一、儿童保健专业

病种（掌握）	要求例数	完成的操作及手术（掌握）	要求例数
维生素 D 缺乏症	3	各年龄阶段保健要点内容	5
贫血	3	生长发育指标的测量及评定	5
腹泻病	3		
营养不良	3	喂养行为及喂养不当干预	3
锌缺乏症	3	儿童保健卡片及计划免疫卡片管理	3
肥胖症	3		
遗尿症	0～3	眼、口腔保健	3
病种（了解）	要求例数	完成的操作及手术（了解）	要求例数
注意缺陷多动障碍	3	心理行为量表测试	0～5
学习障碍	0～3	智商测试	0～3
智力发育障碍	0～3		

十二、其他拓展了解内容

青少年健康

临床药理学及治疗学

发育与行为

儿童眼科学

儿童耳鼻喉学

儿童皮肤病学

儿童心理健康

儿童外科

儿童虐待与忽视

2．交流者（communicator）

与患儿、患儿家长、同事和其他医务人员沟通良好。

（1）与患者及家属结成互相支持、互相信赖并符合伦理规范的治疗关系。

（2）从患者、家属、同事及其他专业人士那里准确获得并综合相关信息及看法。

（3）准确将病情相关信息及解释告知患者、家属、同事及其他专业人员。

（4）与患者、家属及其他专业人员在相关事项、问题及诊疗方案上达成共识以制订医疗计划。

（5）对医疗会面做出有效的口头或书面记录表达。

3．合作者（collaborator）

与保健团队进行有效合作以提供最佳医疗服务。

（1）在多专业医疗团队中有效并恰当地贡献自己的力量。

（2）与其他健康专业人士有效合作来预防、谈判并解决专业间的冲突。

4．管理者（manager）

组织提供可持续的医疗服务，分配资源。

（1）参加改善其医疗机构及医疗卫生体系服务有效性的活动。

（2）有效管理其医疗服务及职业规划。

（3）合理分配有限的医疗资源。

（4）适当承担管理及领导责任。

5．健康促进者（health advocator）

运用其专业知识及影响力促进儿童健康事业的发展。

（1）救治个体的患者。

（2）促进社区健康事业的开展。

（3）识别影响所服务人群健康的决定因素。

（4）促进个体、家庭、社区及社会群体的健康。

6．学者（scholar）

终生投入反思性学习中，并创造、传播、应用与解读医学知识。

（1）持续不断地学习以保持并提高医疗水平。

（2）批判性评价医学信息及其来源，并将其恰当应用至临床实践的过程中。

（3）以适当的方式促进患者、家属、学生、住院医师、其他卫生工作者及公众学习健康知识。

（4）为新的医学知识及卫生服务的发展、传播及阐释做出贡献。

7．职业精神（professional）

通过有道德的医疗服务、遵守职业规范以及高标准的行事方式投入服务个体与社会健康的卫生事业中。

（1）通过开展符合伦理规范的医疗服务，恪守对患者、职业及社会的承诺。

（2）参与行业规范的制订，展现出对患者、职业及社会的负责。

（3）关注医生健康，追求可持续行医。

【**转科安排时间表**】见表 22。

表 22　转科安排时间表

轮转科室	八年制医学生（月）	专业学位研究生（月）	基地培训住院医师（月）
血液肿瘤科	3	3	3
泌尿科	3	3	3
神经科	3	3	3
新生儿科	3	3	3

轮转科室	八年制医学生（月）	专业学位研究生（月）	基地培训住院医师（月）
呼吸科	3	3	3
消化科	3	3	3
心血管科	3	3	3
重症科	3	3	3
儿科门急诊	3	3	3
保健科		1 ~ 2	1 ~ 2
辅助科室		1 ~ 2	1 ~ 2
风湿免疫科 *			3
内分泌遗传代谢科 *			3
科研 + 机动	3	3	
合计	30	33	36

注：* 为选转。急救专业安排在第 2 年以后轮转

【培训课程】

1. 理论课程

完整学习一轮住院医师课程。

2. 临床技能培训

心电图、影像（读片会）、血片和骨髓片、体格检查、新生儿复苏、高级生命支持、病历书写培训等。

3. 临床教学

各级查房、团队式教学。

4. 人文教学

角色塑型（role modeling），座谈，情景教学，沟通与交流，演

讲比赛等。

5. 科研训练

正确查阅文献，批判性阅读文献，运用统计学方法，写论文。

6. 教学方法训练

如何带教实习同学等。

注意：应保证住院医师每周都能有固定的培训时间，如每周五中午 2 学时为住院医师活动和培训时间。

【考评内容】

包括形成性评价和终结性评价。

形成性评价

1. 每轮转站点出科的形成性评价（由轮转站点教学负责人负责）

（1）检查轮转登记本、听课记录和参加学术活动记录。

（2）360°评估（来自上级和同级医师、护士和患儿家长的评价）。

（3）mini-CEX 与 DOPS。

（4）出科客观结构化病历面试。

（5）反馈：每轮转站点出科形成性评估重在反馈。

2. 年度考核

（1）MCQ。

（2）临床技能（病史采集、体检、病历书写、急救、心电图、胸片、骨髓片）。

（3）临床思维（病历分析）。

终结性评价

1. 北京大学医学部专业学位研究生一阶段考核。

2. 参照相关规定完成课题并论文答辩。

【推荐参考书目】

参考书籍

1. 吴希如，秦炯. 儿科学. 北京：北京大学医学出版社，2003.

2．沈晓明，王卫平．儿科学．7 版．北京：人民卫生出版社，2008．

3．申昆玲，樊寻梅．儿科学．2 版．北京：北京大学医学出版社，2009．

4．邵肖梅，叶鸿瑁，丘小汕．实用新生儿学．4 版．北京：人民卫生出版社，2011．

5．胡亚美，江载芳，诸福棠．实用儿科学．7 版．北京：人民卫生出版社，2002．

6．吴希如，林庆．小儿神经系统疾病基础与临床．2 版．北京：人民卫生出版社，2009．

7．杨思源，陈树宝．小儿心脏病学．4 版．北京：人民卫生出版社，2012．

8．吴希如，李万镇．临床儿科学．北京：科学出版社，2005．

9．秦炯．儿科程序诊断．南京：江苏科学技术出版社，2005．

10．Behrman RE，Kliegman RM，Jenson HB，主编．沈晓明，朱建幸，孙锟，主译．尼尔森儿科学．17 版．北京：北京大学医学出版社，2007．

11．Kliegman RM，Behrman RE，Jenson HB，Stanton BF．Nelson Textbook of Pediatrics．18th ed．Philadelphia：W．B．Saunders，2007．

12．Kliegman RM，Marcdante KJ，Behrman RE，Jenson HB．Nelson Essentials of Pediatrics．5th ed．Philadelphia：Elsevier，2007．

参考期刊

1．中华儿科杂志

2．中国实用儿科杂志

3．临床儿科杂志

4．中华实用儿科临床杂志

5．中国当代儿科杂志

6．中国循证儿科杂志

7．中国新生儿科杂志

8．中国小儿急救杂志

9．*Pediatrics*

（齐建光）

五、医学考试指南

医生的成长过程总是伴随着各种各样的考试。医学的学习过程似乎永远都离不开备考及考试的"梦魇"。一名考生对著名的执业医师考试这样回忆："当完成最后一门考试，我的心一下被掏空了，回想起苦战临床执业医师考试的那些日子，一下不知道自己接下来应该干些什么，非常留恋，所以还是想写点什么来纪念那些与临床执业医师考试有关的日子……为了备考，我几乎拒绝了与外界的一切联系，除了归我负责的几个患者以外，每天说话也就三五句，全是给食堂打饭的阿姨说的'来一份这个菜，一小碗米饭……'期间，我也有劳累、彷徨的时候……"

考试已经成了医学生永恒的主题，其大概无外乎下面几种形式：

（一）多选题

虽然叫"多"选题，现如今最多考的是"单"选题，国外也称MCQ。我们也常把这些单选题分为 A1 型题——题干是一句话；A2型题——题干是一小段病例；A3 及 A4 型题——题干是一个小病例，后面跟几个与这个病例相关的问题。

多选题考试的结果比较客观，判分也比较容易。但相对来说，出题不是很容易。所以，每一年考试的题目会有重复，有时，甚至重复比较多。所以，同学的备考宝典就是做旧题。这种办法往往比看书收到事半功倍的效果。如果在做题的同时，能够知晓答案对错的原因，就更好了。如下题：

女，60 岁。右下肢内侧静脉迂曲 10 年，伴酸胀。平卧下肢曲张静脉消失后，腹股沟下方扎橡胶带阻断大隐静脉，然后站立，未释放

止血带曲张静脉即迅速充盈，其意义是

    A. 下肢深静脉血栓形成

    B. 隐 - 股静脉瓣膜功能不全

    C. 交通支瓣膜功能不全

    D. 原发性下肢深静脉瓣膜功能不全

    E. 单纯性大隐静脉曲张

此题的正确答案是 C。实际上这是关于大隐静脉曲张的查体方法。因为没有涉及 B 和 D 的查体方法，所以，只涉及 A、C 和 E。当患者平卧后，表浅静脉排空，阻断回流。患者站立后，橡皮筋实际是暂时代替了浅表静脉瓣的功能，所以血流应当不会马上反流回浅静脉——症状会减轻。但当交通静脉瓣膜病变时，深静脉的血液会进入浅静脉，产生上述的表现。而 A 是当患者主动踢腿后，动脉血增多，如果深静脉正常，由于下肢肌肉的收缩，像"泵"一样把血挤回下腔静脉，浅表静脉的曲张会减轻，若下肢静脉有血栓，静脉血不能回流，浅静脉曲张就会更重。

根据上面一个题目，几乎就把关于大隐静脉曲张的诸多检查都复习了一遍，何乐而不为呢？

（二）面试

实际上，面试根据其功能和考试的阶段分为许多种。我们现在常见的形式如下：

1. 客观结构化临床技能考核（objective structured clinical examination，OSCE）

我们现在常用的多站考试就是对其的尝试。考试设计为许多站，互相不关联，这样可以轮转起来。每站大约是 20 分钟之内，到时间就轮转。真正的 OSCE 应当用标准化患者（standardized patient，

SP），就是由培训过的"演员"假扮患者，或患病孩子的家长。考生来问病史和查体，由于只有 20 分钟，所以是重点地问病史和查体。我们现在往往是用年轻的医学生来假扮患者，一站内往往只考问病史，或只考查体。其他考站设计为临床操作。如导尿、插胃管，难易程度根据对不同阶段学生的要求进行设计。考生在模型上操作，但操作过程完全模仿临床实践。考生要按要求向"患者"——模型——解释操作的目的，并征得同意，缓解其忧虑。戴帽子、口罩、手套，正规消毒，进行每一步操作。

2. mini-CEX（mini clinical evaluation exercise）

mini-CEX 是美国内科专科考试用来评估住院医师临床工作的方法，现在广泛应用在临床工作的考核和评估。我们的同学们也已经经历。考生与考官一对一，通过 20 分钟的对真实患者问病史和查体，进行考核。是真实的临床情景。考官在考核后要远离患者，给考生 5 分钟左右的反馈，要求重点针对考核的 7 项进行反馈，并评分（下图为评分标准的范例）。

3. DOPS（direct observation of procedural skills）

DOPS 实际就是对真实的患者进行操作，并评分。下表是英国对住院医师基本操作的要求。

Code	Procedure	Code	Procedure
1	Venepuncture	8	SC Injection
2	Cannulation	9	ID Injection
3	Blood Culture (Peripheral)	10	IM Injection
4	Blood Culture (Central)	11	IV Injection
5	IV Infusions	12	Urethral Catheterisation
6	ECG	13	Airway Care
7	Arterial Blood Sampling (Radial/Femoral "stab")	14	NG Tube Insertion
		15	Other

每次操作后也要进行反馈。其他重点请参考 OSCE 的后半部分。

4．CbD（case based discussion）

CbD 是针对一个病例的讨论，可以是小组进行，亦可以考官与考生一对一进行。这种情况我们已经应用过很多次（下表为 CbD 要求的举例）。

CbD: Competencies Assessed and Descriptors

Question area	Descriptor against which you should consider your rating of the trainee – A satisfactory trainee:
Medical record keeping	The record is legible, signed, dated, and appropriate to the problem, understandable in relation to, and in sequence with, other entries. It helps the next clinician who uses the record, to give effective and appropriate care.
Clinical assessment	Can discuss how they understood the patient's story and how, through the use of further questions and an examination appropriate to the clinical problem, a clinical assessment was made from which further action was derived.
Investigation and referrals	Can discuss the rationale for the investigations and necessary referrals. Shows understanding of why diagnostic studies were ordered/performed, including the risks and benefits and relationship to the differential diagnosis
Treatment	Can discuss the rationale for the treatment, including the risks and benefits.
Follow-up and future planning	Can discuss the rationale for the formulation of the management plan including follow up.
Professionalism	Can discuss how the care of this patient, as recorded, demonstrated respect, compassion, empathy, and established trust. Can discuss how the patient's needs for comfort, respect, confidentiality were, attended to. Can show how the record demonstrated an ethical approach, and awareness of any relevant legal frameworks. Has insight into own limitations
Overall clinical care	Can discuss own judgement, synthesis, caring, effectiveness, for this patient at the time that this record was made.

许多其他形式的考试都是从上面的形式变化来的。掌握它们，我们就能以不变应万变。面试前要注意，需要自备白大衣、口罩、帽子、听诊器，手机要关闭，最好准备笔和纸以备不时之需。进行多站考核时，往往需要在每一站的门外等候，有时门上面有此站的简介或病历摘要。请静下心仔细阅读。注意礼貌，如：进屋前轻轻敲门，进屋后问好，对标准化患者查体要轻柔。所有这些不单是对医生的要求，也是做人的准则。

医学考试的目的就是评价学习效果，是对学生的评估，也是对老师教学效果的评价。所以，值得大家好好学习。也祝愿大家通过考试，提高学习兴趣和学习效果。

（高　嵩　周国鹏）

六、临床科研指南

（一）选题、思路

选题是临床医学研究的灵魂，一个临床研究选题上最重要的考虑是该研究是否能够对改变临床实践有帮助或者是有潜在的帮助，这也是众多国际著名医学期刊决定是否发表某论文最重要的考量；临床研究不论大小，一定要着眼于一定的临床问题，而最终的完成也确实解决这一临床问题，要突出有用性和先进性。要做到这一点，在临床研究选题上从以下任何一个角度提出课题都是很好的选择。

1. 创新性

这一点对于选题偏基础研究或机制探讨方面的课题尤为重要，实际而言是基于前人研究的基础上，对于未知领域的一种探索和尝试。通常我们会提出一种研究假说，然后通过合理的科研设计与执行来回答这一科学假说是否成立。这种创新性具有"第一次发现"的特点，例如针对疾病治疗研究一种全新的药物（原研）或者老药新用（例如北大医院肾内科提出采用活性维生素 D 降低 IgA 肾病患者蛋白尿，*Am J Kidney Dis*，2012，59：67）、新的治疗策略（例如北大医院肾内科采用激素联合 RAS 阻断剂策略治疗 IgA 肾病，*Am J Kidney Dis*，2009，53：26）等均有此类特点。在这类课题提出时，一定需要"变"的思想。例如北大医院皮肤科在探讨副肿瘤天疱疮课题，这是一种由于 Castleman 病引起的自身免疫性皮肤病变，以往有关自身免疫性疾病的研究更多的是着力于研究靶抗原，而在这一研究中 Wang L. 等在指导老师的引导下致力于探讨自身抗体，通过提取肿瘤细胞并培养，从细胞分泌液中成功提取了 IgG 抗体，并证明其与皮肤上皮细胞的免疫反应有关，从而证明了 Castleman 病与皮肤免疫损伤的因果关系

（*Lancet*，2004，363：525）。这些立题模式均体现了"求变"的创新性，但都是从临床实际问题出发的。

2. 研究的质量

好的临床研究的实质是去除混杂因素的影响，获得研究因素或者治疗措施的真实而准确的关系或疗效，因此，我们在选题的时候发现尽管已经存在一些类似的临床研究，但是由于研究方法设计本身存在一定的局限性，即研究的质量影响其结果，可能存在不确定性或者不够准确（研究把握度不够）。事实上如果我们学会批判地阅读文献，就会发现临床实践中这样有待解决的科学问题非常多，如果我们能够应用并提高临床研究设计的方法学的质量，同时利用我国的患者资源优势，就可以做出很好的临床研究。

临床医学研究是和临床实践密切相关的，研究者始终应当明确研究结果的可靠性与创新是同等重要的，因为对于临床医生和患者而言最重要的是治疗措施可靠、准确。大多数国际顶级期刊例如 *N Engl J Med* 或者 *Lancet* 选择研究的标准是"first study"（强调创新性）或者"last study"（也就是研究质量最好的、结果最可靠、足以盖棺定论的研究），我们在选题的时候不妨借鉴一下。

（二）文献综述

任何的研究都是建立在前人研究的基础之上的，因此，我们在立题时从文献综述可以了解该领域的研究进展，并在文献综述中发现问题、提出问题，进而提出解决问题的方案。因此，文献综述对于课题而言尤为重要，研究生在立题前首先要做的就是阅读文献，要避免的是课题进展到一定程度突然发现前人已经做过类似研究。在阅读文献综述过程中我们应当注意以下几个问题：

1. 文献综述有一般性描述性综述（narrative review）和系统性综述（systematic review）。对于描述性综述，由于缺乏一个客观的研究入选标准以及没有经过系统的数据库文献检索，在总结研究进展时往往存在入选研究存在偏倚或者遗漏，观点可能缺乏客观性，因此，推荐在临床研究立题前应当进行系统性综述，必要时应当进行meta 分析以对结果进行数据整合分析，发现可能存在的问题，进而提出问题和选题。在正式进行系统性综述之前通常应当进行一个有关综述（研究）的计划，即系统性综述的研究方案，在其中明确综述的研究目的、研究对象（Participants）、研究的因素或者干预措施（Intervention）、研究对照（Control）、研究的效应指标（Outcome）、入选的研究设计类型（Study Design），即我们经常提及的临床研究 PICOS，并且确定文献检索需要涉及的数据库（例如 Medline、Embase、CCRT 等）以及文献检索的策略，需要进行 meta 分析时应写出具体统计方法；所有检索出来的文献按照预先设定的 PICOS 进行标准的文献筛选，系统性综述最好由两人以上各自独立进行，以保证综述的客观性，具体如何进行系统性综述可以参照 Cochrane 系统综述手册。

2. 要学会批判地进行文献阅读，以发现可能存在的问题，如此才能提出好的想法。很重要的一点是在阅读文献的时候先着重看一下其方法学，认真地考虑它的临床设计以及统计是否存在问题，然后才是看其结果；很多研究生存在的问题是着重阅读结果和讨论，这样很容易被问题牵着鼻子走。学会阅读临床研究文献，需要掌握临床流行病学的临床研究方法学内容。阅读文献要做到不迷信于"权威"论文。例如美国最大的糖尿病研究 ACCORD 研究是一个涉及 1 万多人群的、前瞻性随机对照试验，先后有 4 篇报告发表在著名的新英格兰医学杂志。该研究采用了析因设计（factorial design），患者按照强化降糖、降压和降脂治疗。以其中强化降压研究来说（*N Engl J Med.* 2010，362：1575），该研究认为糖尿病患者强化降压对于心血管保护无明确效果。但是该研究中最初设计时终点事件发生率为 4%，而实际只有 2% 左右，同样随访时间原先计划随访 5.6 年，而实际随访时间只有 4.7 年，这两个问题直接导致终点事件发生数明显下降，也就导致研究的把握度明显下降。通过流行病学方法学习我们知道，终点事件数是决定研究把握度最重要的因素。例如在该研究中强化降压治疗降低 12% 主要心血管事件（HR=0.88，95% CI 0.73 ~ 1.06），但是由于可信区间过大（把握度不够）而没有达到统计学意义；事实上认识到该研究的局限性，Lv J. 等以此立题进行了一项 meta 分析中纳入 ACCORD 研究 3 倍以上的病例数、4 倍以上的终点事件数的研究，结果发现强化降压降低 11% 主要心血管事件（HR 0.89，95% CI 0.79 ~ 0.99），事实上这两个研究效应估计值是相似的（HR 分别为0.88、0.89），所不同的是前者由于终点事件过少导致研究把握度不够而造成假阴性结果。同样北大医院肾内科在进行评估激素治疗 IgA 肾病的系统性综述和 meta 分析过程中发现，已经完成的 9 个 RCT 研究由于样本量小，可能大大高估了激素疗效，对于临床实践有可能产生误导（*J Am Soc Nephrol*. 2012），由此该课题组设计并且领导了该领域最大的国际多种性临床试验 TESTING 研究。这些实例分析告诉临床医学研究生，通过批判地阅读文献，能够为我们开展好的临床研究提供很多的思路，特别是需要仔细地分析文章的方法学部分。但是应当指出批判地阅读文献的前提在于研究生已经认真掌握了有关临床研究的设计方法学，为此需要好好地学习研究生阶段的相关的基础科目。

3. 文献阅读要时时更新，临床医学研究生应当养成每周阅读包括四大医学杂志（NEJM、*Lancet*、JAMA、BMJ）的最新临床研究进展的习惯；同时还有定期阅读本领域的最好杂志的习惯。只有时时更新，才能真正成为你所研究课题领域的最顶级的专家，而且在阅读综合医学杂志过程中也能很好地借鉴其他领域先进的理念，用于自身进行的科学研究。

（三）与导师沟通

临床医学研究生的成长既需要自己的刻苦努力，也需要导师的引导和培养，求学期间需要经常和导师沟通。其主要目的是：①增进与导师之间的相互了解；②使导师了解研究生毕业所需的必要条件，包括临床专科要求、知识技能的掌握、课题及发表文章的要求，使导师能够有目的地进行指导和安排；③和导师一起，设计并实施科研课题，撰写论文及发表文章，进行论文答辩、毕业；④向导师汇报自己的学习工作情况，以及未来的职业规划，寻求导师的指导。

沟通过程中应注意：①应定期见面：很多导师工作繁忙，但其应该称职地担当起导师的责任，定期与学生见面谈话，至少每月一次。②若临床培训或课题进展出现较重要的问题，应随时互通信息，进行改进。③研究生培养比较有规模和体系的科室，通常每个导师和学生们每周有一次实验室会议，了解课题进展和学术动态，通常是同学之间相互学习和向导师展示专业进步程度的好机会，每次都应认真参加及准备。④尽可能完成导师交给的专业工作，但也有责任提醒导师，这些工作要符合研究生培养计划，或在后者顺利完成的情况下再做进一步"拔高"的安排。⑤在与导师意见不一致时，应从临床工作和研究生培养的大局出发，与导师真诚交换建设性意见。若还不能取得一致，在与正常工作学习不矛盾的前提下，在清晰陈述自己观点的情况下，应执行导师的指示，但可以保留自己的意见。

（四）课题设计与实施

在前期的文献阅读与系统性综述基础上发现科学问题，并以此立题，接下来是如何进行课题设计和实施，以确保准确地回答科学问题。

1. 选择合适的临床研究的设计类型

通常研究设计包括观察性研究，例如横断面调查和病例总结，以及分析性研究，包括病例对照研究、队列研究、随机对照研究；显然后一种具有更好的说服力；但是各自在说明问题上有自身的优势。例如我们研究的问题是回答疾病的危险因素时，可能选择队列研究设计比较合适；而如果回答的问题是某种治疗/干预措施，那么显然 RCT 是最好的设计类型。例如北大肾脏病研究所 IgA 肾病课题组研究糖皮质激素治疗 IgA 肾病疗效研究中，利用 703 例患者队列研究进行多因素分析发现，激素治疗不但不能降低肾衰竭的风险，反而增加其肾衰竭的风险，这是由于在该队列中往往是病情重的患者才接受激素治疗，从而造成激素与肾衰竭发生密切相关的假象；而后该课题组采用前瞻性的 RCT 研究设计，在平衡了基线的混杂因素之后，进一步发现在 RAS 阻断剂治疗基础上联合激素治疗能够明显延缓肾功能的减退（*Am J Kidney Dis.* 2009），因此，针对课题如果选择了不合适的研究设计类型，有可能会得出不正确甚至相反的结论。

2. 确定研究方案

研究方案的书写需要包括研究背景，通过总结前人的研究提出科学的问题，也就是为什么要进行该研究；对于研究目的，需要非常具体地写明该研究要解决的具体问题，为此目的一定要具体，例如最好不要采用"探讨 ×× 疾病的遗传发病机制"，这样的目的就太宽泛；明确研究的设计要点，也就是 PICOS；最后需要事先写好统计方案，避免过度多重比较而得出假阳性结果。举例来说如果我们对研究结果进行 100 次亚组分析，就有可能得出 5 次假阳性结果。

3. 正确实施研究课题设计方案

研究方案一旦确定并且经过伦理委员会批准，然后就是正确地实施。如果我们选择的设计是临床随机对照试验（RCT），我们就应当去查找相关的工具书具体了解 RCT 的实施要点。例如随机数字需要随机表或者计算机产生，而不能采用其他如身份证、病历号、生日等；随机分配的实质是隐藏随机，也就是研究人员和受试者均事先不知道要分配到哪组，如果随机数字任何人都可以接触，就失去了随机的精髓，因此，随机数字最好放在不透明的信封内或者采用中心随机（电话或者网络应答系统）；再如大家容易忽略的一个问题就是签署知情同意书，知情同意书应当确保在患者进入试验前获得，这是研究的基本伦理问题；临床研究的对象往往是人类自身，如果我们不能正确地实施，不但可能得出错误的结论，甚至可能产生违法的问题。例如发表在 2003 年 *Lancet* 上的"著名"的 COOPERATE 研究正是该研究课题组违背了隐藏随机和没有在患者进入试验前获得患者知情同意，而最终在时隔 6 年后（2009 年）被 *Lancet* 杂志撤稿，造成一大学术丑闻。

4. 构建合理统计分析模型对研究结果进行恰当的分析

具体数据分析时我们最好按照事先写好（pre-specified）的统计方案进行数据分析，如前面所述，这样避免了一些为了得到"阳性"结果而进行多重或者过度的比较分析，我们应当清楚假阳性结果的危害性可能远远大于假阴性结果，因为"假阳性结果可能会将临床实践带向错误的方向，而假阴性结论顶多不改变临床现状"；其次数据分析要与专业的统计人员（医院统计室）进行沟通，从而选择合适的统计模型。作为临床医学研究生，需要和统计人员协同工作，把统计分析做好。

（五）论文写作

论文书写过程是将研究内容"客观"地呈现给读者的过程，本身并无技巧可言，其最重要的核心是客观、真实、准确地书写研究结果。通常而言一个研究报告（论文）包括以下几部分内容。如果我们前面已经书写了研究方案，实际上就是在研究方案基础上把结果和讨论部分添加上即可。

1. 研究背景（introduction）

该部分内容的核心是在总结以往相关研究基础上提出科学问题，所以在书写的过程中一定要把过去研究的局限性或者未解决的问题直截了当地提出来，以突出研究的重要性。例如发表在 2010 年 NEJM（2010，363：918-29.）上的一篇关于强化降压对于慢性肾病进展的研究，由于在该研究之前已经有几篇类似研究发表，笔者牢牢抓住以往研究随访时间短、并不能真正回答强化降压对于减少硬终点事件即终末期肾病 ESRD（尿毒症）的真正作用，来突出该研究随访时间超过 12 年的重要性：'Trials in which the outcome variable is ESRD are difficult to conduct, because even high-risk patients typically have a relatively slow rate of decline in kidney function…For a patient with a GFR of 40 ml per minute and with an average decline in GFR of 2 ml per minute per year, it would take 15 years to reach ESRD… However, trials studying the progression of chronic kidney disease rarely exceed 5 years'. 因此这段文字非常清晰地提出以往研究的局限性（问题），从而突出了该研究的重要性，一下子就吸引了读者以及编辑的眼球。

2. 研究方法（methods）

正如研究方案中所描述的，在该部分我们需要把研究的 PICOS 准确地表述出来：研究对象（participants）、研究的因素或者干预措施（intervention）、研究对照（control）、研究的效应指标（outcome）、入选的研究设计类型（study design）。而在这个描述中一定要做到抓住要点予以全面的展现。例如在表述研究对象时把具体的入选标准及排除标准（who）、入选的时间段（when）、患者来源、单中心还是多中心（where）罗列出来，这些对于我们评估研究取样是否存在，以及存在多大的偏倚非常重要；同样描述研究设计也一定要准确全面，例如 RCT 设计中要点明随机数字的产生（例如由计算机或随机表产生）、随机分配的过程是否做到隐藏随机（例如随机数字放在不透明的信封中或者是采用电话／网络应答系统）；而不能简单地一句话说"患者被随机分为治疗组和对照组"，同样在描述效应指标（primary outcomes）过程中一定要把具体评估方法描述出来，使读者能够判断该效应指标判定是否存在偏倚。例如我们评估的效应指标以"血肌酐倍增"作为一个肾衰竭事件，那么我们就应当具体定义如何界定血肌酐倍增，举例"血肌酐由中心实验室采用酶法（方法学）测定，出现终点事件时，血肌酐要间隔 4 周以上重新测定（可靠性）予以确认，并且血肌酐升高持续至试验结束判定为终点事件，终点事件的判定由独立于本研究的第三方人员判定（客观性）"。这样就最大可能地去除了效应指标的偏倚性。应当指出我们的描述过程一定基于实际的操作过程据实而写，上面提及的 COOPERATE 研究就是方法学部分写得非常"完美"但是不符合实际操作，而最终成为一个学术丑闻。所有的临床研究实验结果将被医院档案室永久保存，可能在任何时候或者若干年后被稽查，因此，我们一定要确保论文报告的真实性，而不要为了好的文章发表抱有侥幸心理造假。

3. 研究结果（results）

研究结果仍然强调的是真实性和全面性，也就是在描述过程中一定把所有的结果（all outcomes）都报告出来，以避免报告偏倚，报告偏倚就是作者倾向于报告有效的结果（effectiveness）而忽视副作用（safety）方面的报告。通常研究结果包括人群特点（即基线资料），除了人口学特征、疾病特点，还应当报告人群取样特点（包括筛选患者、患者排除情况以及排除的原因）、患者失访情况以及失访原因，该部分主要用于评估抽样是否存在偏倚、主要效应指标、次要效应指标、安全性问题等。

4. 讨论部分（discussion）

讨论内容至少应当包含以下几部分：总结本研究的主要发现及其临床意义、通过与以往研究比较讨论研究结果为什么重要、研究设计方面主要的优势（strength）与研究设计的主要局限性（limitation），最后是结论。

（六）论文投稿过程中的注意事项

一般来讲，在论文完成之后，从投稿、审稿、修稿、接收、核对校样到最后发表需要较长的一段时间（半年到一年以上不等，取决于期间被拒稿次数的多少），所以建议在毕业答辩前至少提前半年把文章投出，以留出足够的审稿、修稿或是拒稿后改投他刊的时间。

在选定投稿的杂志后，应根据该杂志的投稿要求对文章进行格式的修改（投稿要求一般在杂志网站上能够找到），例如一些杂志要求将材料方法放在讨论的后面（例如 *J Am Soc Nephrol*，*Kidney Int* 等），有的杂志要求将图表作为单独的文件上传，对于参考文献的格式，各个杂志要求也不一样（这里建议使用 Reference Manager 或 Endnote 等软件处理参考文献以节省时间和减少错误），以及图像的大小和分辨率等。此外，还需要准备一封写给主编的 cover letter，在信中可以简要阐述本文的重要发现以及将本文投稿到该杂志的原因。

现在多数英文杂志都有在线投稿系统，例如最常用的两个在线投稿系统是 mc.manuscriptcentral.com/... 和 www.editorialmanager.com/... 只有极个别的杂志要求纸质版的投稿或者通过电子邮件投稿。建议挑选有在线投稿系统的杂志，这样便于实时关注稿件的状态。投稿时请仔细阅读各个杂志在线投稿的要求，按照要求一步一步进行，在最后生成 PDF 文件的时候再仔细核对一遍。在投稿完成后，作者会收到投稿系统发送的投稿成功的邮件。

审稿的结果有以下几种：

1．accepted by the editor.

2．accepted after review.

3．major revision.

4．minor revision.

5．rejected after review.

6．rejected by the editor.

前两种情况比较少见，多为主编的约稿。对于 3 和 4，是需要作者按照审稿人的意见进行修改，一般来讲，只要修改到位，文章都能够被接收。对于 5，虽然杂志拒稿，但是会提供审稿人的意见，作者可根据意见进行适当的改进之后改投他刊。

无论是 major revision 还是 minor revision，都需要作者根据审稿人的意见进行认真修改。除了文章本身的修改之外，投稿时还要附一封回信（answer letter），信上对审稿人提出的每一个问题进行逐条回答，如果作者不同意审稿人的某条意见，也需要在回信中做出解释和说明。

论文在接收后、发表前，杂志社会要求作者对校样做出核对。核对校样的原则是，除了重大的错误，一般不要做大的改动。

（刘　刚　等）

七、论文答辩指南

临床医学专业学位研究生的培养目标是造就学术型专科临床医生，毕业论文答辩则是集中反映你们的临床科研能力、学术水平及职业素养的一次综合性考试，它既是你们学习生涯中的一次大考，也是你们人生中的一个重要时刻，其结果标志着你们学业的成败，也会对你们未来的职业历程产生很大的影响。

要想顺利通过毕业论文答辩，必须进行充分详实的准备工作，但需要做哪些准备？如何准备？怎样才算准备好了呢？这是使所有的研究生在论文答辩前备受困扰的问题，也几乎没人能够给出完美确切的答案。

（一）论文答辩简介

答辩人在答辩委员会（由同行及相关领域专家组成）面前，阐述自己完成的科研课题及学术论文内容；就答辩委员提出的质疑和问题进行说明和解答；通过"自圆其说"求得答辩委员会成员对该论文的科学性及学术价值的认可。

1. 临床医学专业学位研究生毕业论文答辩的特点

（1）学生方面

1）大多为小型临床科研课题，论文难有"突破性"学术价值。

2）临床工作负担重，论文答辩准备时间相对较短。

3）大多为第一次真正意义的论文答辩，缺乏经验。

4）毕业论文答辩意义重大，造成心理压力。

（2）答辩委员方面

1）本系统、本专业同行临床专家占多数（多与学生导师有交情）。

2）更加看重临床课题的科研思路和严谨性。

3）为考查学生的知识面，所提出的问题多侧重于临床应用方面。

4）重视临床科研课题结论的表述。

2. 临床医学专业学位研究生论文答辩程序

（1）答辩秘书（一般由答辩学生的师兄弟、姐妹客串）召集全体答辩委员临时会议，推举答辩委员会主席。分发各种表格。（10min）

（2）答辩委员会主席主持答辩会，导师简要介绍答辩学生情况。（5min）

（3）学生入场，开场白。（5min）

（4）临床能力考核（60～90min）：临床病例分析、手术录像展示、回答考官提问（一般每位答辩委员提出2～3个问题），学生逐一作答。

（5）毕业论文汇报。（15～20min）

（6）答辩委员就论文提问（60～90min）（一般每位答辩委员提出2～3个问题），学生逐一作答。

（7）学生及导师退场，答辩委员会成员闭门会议，根据论文质量和答辩情况，集体商定予以通过还是不通过，并拟定成绩和评语，起草答辩委员会决议（一般事先由答辩秘书草拟，现场由答辩委员修改）。签署评审文件。

（8）学生及导师重新入场，由答辩委员会主席当众向毕业生宣读答辩委员会决议，就论文和答辩过程中的情况加以小结，肯定其优点和长处，指出其错误与不足，并加以必要的补充和指点，同时当面向毕业生宣布予以通过或不通过。至于论文的成绩，一般不当场宣布。

（9）合影留念。

3. 重要说明

关于研究生毕业论文答辩的具体要求及流程，北京大学医学部研究生院在相关文件中都有明确的规定，建议大家仔细研读，并认真参照执行，在此不再赘述；毋庸置疑，一份由扎实科研工作支撑的严谨的学术论文，是顺利完成论文答辩的根本，相关内容请参考本指南中的"临床科研指南"部分；本文不是一份完美的"论文答辩全攻略"，其撰写目的只是总结一些经验体会及实用参考信息，与大家分享。

（二）论文答辩的准备工作

论文答辩的准备工作是一项复杂的系统工程，需要准备的内容主要包括：

- 客观准备——知识储备、素材整理、论文撰写与发表、答辩幻灯片制作。
- 能力准备——表达能力（口才训练）、答辩技巧。
- 心理准备——树立自信、知己知彼。

一个勤奋的研究生自入学之日起就已经开始为论文答辩做准备，聪明的做法是：

（1）根据自己的能力及需要准备的各项内容之间的相互联系，按照轻重缓急制订出适合自己的个性化的时间表与路线图，并有计划、有步骤地严格执行。

（2）在重要的事件、时间节点，有计划、有目的地寻求导师的指导和帮助是明智之举（开题报告、课题中期报告、数据分析、结论解析、讨论要点、论文发表、预答辩及最终的答辩组织安排）。

（3）博采众长，多方参考、汲取别人的经验。寻求一切可以获得的帮助，为自己组建一个小小的团队，帮助自己逐步完善各项准备工作，因为没有任何一个人能够完全独立地完成研究生期间的科研课题、论文撰写及论文答辩。

（4）养成日常写作的好习惯非常有益（好记性不如烂笔头）。尽可能多地阅读国外原文文献，训练精确的翻译、表达能力。这两点是临床医学专业学位研究生的基本功，也是学术型专科临床医生的基本素质。

1. 知识储备

研究生入学后，自第一次与导师会面，确定临床课题研究方向后，就应该开始进行着眼于毕业论文答辩的知识储备，且贯穿研究生培训的全过程。由于需要储备的知识太多，在当今信息爆炸的时代，许多同学感到漫无边际，无从下手。另外，单纯的信息采集只会造成知识堆积，只有经过归纳分析、加工提炼后的信息体系才能成为"为我所用"的知识储备。为此，在自己头脑中建立一个有序、高效的信息管理系统至关重要。

（1）根据课题研究方向，检索、参考相关综述性文献，从中筛选、罗列重要关键词，构建一个由重要知识点串联起来的的主干信息链。

（2）对主干信息链上的所有重要知识点（基本概念、基础理论、重要论点论据等）逐一进行专题检索，对重点文献（被引用率高的）进行深度解读，要做到"寻根溯源、烂熟于心"——注重知识的深度。

（3）在对每一个主干知识点进行检索、研读的过程中，必然会衍生出许多相关知识点（方法学，跨学科知识）并构成分支信息链。这部分知识储备要做到"广泛涉猎、广种薄收"——注重知识的广度。

（4）针对每一个重要知识点进行小型文献综述分析（小综述的日常写作），这是归纳、串联、提炼海量信息，加深记忆，形成知识储备的一个行之有效的方法。只有通过"博采众长、去伪存真"的分析比较过程，才会形成自己的独到见解。

（5）多参加学术会议、讲座对于了解前沿动态、知识更新很有好处。

2. 素材整理

自临床课题开始之日起，就应该养成收集、整理、积累素材的好习惯，日积月累形成的素材库及相关知识储备在论文撰写及最终答辩时将发挥出巨大的累积效应。素材的整理就是要把重要信息按照逻辑关系进行串联，使之形成合理的因果关系，并且能够"自圆其说"素材体系。

（1）将针对重要理论依据、重要研究分析方法等重要知识点进行的小型文献综述分析（日常写作的小综述）串联起来，并据此反复进行逻辑推演，找出逻辑缺陷，适时补充信息，使之逐步完善，对实现"自圆其说"很有帮助。

（2）对主要文献中的重要信息进行原文摘录、精准翻译并加以引用，可以大幅度地增加论文写作及答辩时表述的精准度，结合小综述写作及逻辑推演，可以有效地避免引用文献时容易出现的"断章取义、歧义曲解"等常见错误。

（3）对文献中出现的重要图表、图示及其运用方法进行复制、摘录、模仿并应用于自己的论文当中，可以明显增强论文的严谨性及说服力，避免遗漏。"闭门造车"是最不可取的。

（4）对自己课题进行中的典型案例、标志性画面、原始数据等第一手资料进行拍摄、复制留存并分类收集，可以满足论文写作及答辩时的"不时之需"。

（5）在参加学术会议、讲座或观摩别人的论文答辩时，对别人的提问方法、表述方式、应变策略进行分析总结，有助于提高自己的自信心。

3. 论文的撰写与发表

关于论文写作技巧请参考本指南中的"临床科研指南"部分。

对于临床专业学位研究生来说，在读期间必须有科研文章发表，而发表与论文课题相关的科研文章，可大幅度地增加论文的学术价值及说服力。西方国家的 PhD 学位论文一般要求论文的主要部分（综述、主要研究结果）在答辩之前均已发表，而最终的论文就是以发表过的 3 ~ 4 篇文章组成。

尽早动手写文章（包括综述），尽早发表文章（文章评审发表周期一般为 6 ～ 12 个月），发表与论文课题相关的文章，对于临床专业学位研究生来说是明智之举。

4. 答辩幻灯片制作

论文答辩之前一定要"花大气力"认真准备 PPT 文件，用于说明问题、提示思路，这对于论文答辩的效果至关重要，一般在答辩之前 1 个月就应该准备完成。准备过程中的注意事项：

（1）论文答辩时，论文介绍的时间一般为 15 ～ 20 分钟，PPT 文件的篇幅一定要严格限制，按照每分钟展示、讲解一张幻灯片的速度准备为好，总数一般不宜超过 15 张（要给自己的临场表现与发挥留有余地）。

（2）幻灯片内容与解说潜台词之间既要联系紧密，又不能互为重复翻版（答辩时忌讳背诵或朗读幻灯片原文）。

（3）尽量使用能够说明问题的图表、图示及影像，尽量减少每张幻灯片上出现的文字数量，尽量避免文字混用。

（4）准备 2 ～ 3 张在重点环节（可预见的）遭到质疑时才展示出来、用于补充说明的幻灯片，既聪明又实用，而且使自己更自信。

5. 表达能力（口才训练）

流利、精准的口头表达能力是论文答辩中必需的关键能力，不管你是否擅长，也不管你是否愿意，你都必须尽早、着重地强制自己进行口才训练。

（1）日常训练：在各种适宜场合争取机会发言；用科学语言思考、用学术语言表达（避免大白话）；训练自己口头表达的连贯性（尽量少用虚词）；从"想好了再说"开始，训练自己思维与表达的同步能力，达到"边思考边说"的水平。

（2）多参加学术讨论、会议、讲座，观摩别人的论文答辩。

（3）答辩前训练：对照 PPT 文件，采用计时方式试讲，要求语音清晰、语速平缓；在小范围内进行答辩预演（预答辩），反复琢磨、拿捏重要信息的口头表达方式，力求既清晰准确又流利顺口。

（4）在讲解论文、回答问题时，答辩人要注重与听众（特别是答辩委员们）进行必要的目光接触与交流，才能获得十分重要的自信与气场。

（5）答辩时的忌讳：对着幻灯片讲、低头念稿、朝天背诵等无视听众的不礼貌行为；被问及不会答的问题时，低头不语、面红耳赤、语无伦次等窘态；回答问题时，口似悬河且口无遮拦、漫无边际又不留余地的"超常发挥"。

6. 答辩技巧

要想顺利通过论文答辩，并在答辩时真正发挥出自己的水平，除了在答辩前充分作好准备外，还需要了解和掌握答辩的要领和答辩的艺术。

（1）携带必要的资料和用品：答辩时要携带论文的底稿和主要参考资料（整理好的素材），在回答问题过程中是允许翻看自己的论文和有关参考资料的，一时记不起来，稍微翻阅一下有关资料，就可以避免出现答不上来的尴尬和慌乱。另外，还应带上笔和纸，把答辩委员所提出的问题和有价值的意见、见解记录下来。这样做有助于减轻紧张心理，而且还可以更好地吃透答辩委员所提问的要害和实质是什么，边记边思考，使思考的过程变得很自然。

（2）听清问题，经过思考后再作回答：答辩委员提问题时，要集中注意力认真聆听，并将问题略记在纸上，仔细推敲所提问题的要害和本质（题眼）是什么，切忌未弄清题意就匆忙作答。如果对所提问题没有搞清楚，可以请提问老师再说一遍。如果对问题中有些概念不太理解，可以请提问老师做些解释，或者把自己对问题的理解说出来，并问清是不是这个意思，等得到肯定的答复后再作回答。只有这样，才有可能避免答所非问。

（3）回答问题时要注重的几个基本要领：

● 逻辑性——要清晰表述答案的前提、证据以及局限性。

● 全面性——许多问题会因分析问题的视角、侧重点不同而产生不同的认识和理解，应力求多角度、较全面地阐释自己的见解。

● 留有余地——科学态度和人文常识都要求我们在作答时应避免把话说"绝"，要给自己和他人留有余地。

● 语言亲和力——清晰流畅的表述加之谦和辩证的态度会使你的回答更容易被接受。

（4）遭遇不会答的问题：答辩委员一般都是本学科或论文课题相关领域的专家，而且很可能对所提问题有过专门研究，毕业生在答辩会上被他们提出的某个问题难住并不奇怪，但如果所有的问题都答不上来、一问三不知就不正常了。在遇到不会答的问题时，处理原则是谨慎、尝试作答，避免陷入"一问三不知"的窘境；坦诚自己的不足，及时请求导师的提示和帮助。切忌不懂装懂、强词狡辩。

（5）辩论：有时答辩委员提出与你的论文不同的观点，然后请你谈谈看法，此时就应全力为自己的观点辩护，反驳与自己观点相对立的思想。其中有些问题涉及基础理论知识，需要你做出正确、全面的回答，不具有商讨性。有的则是学术探讨或存在争议的问题，持有不同观点的人可以相互切磋。如果你的论文中的基本观点是经过自己深思熟虑，又是言之有理、持之有据、能自圆其说的，就不要随声附和答辩委员提出的不同的见解。放弃自己的观点等于你自己否定了自己辛辛苦苦写成的论文。要知道，有的答辩老师提出的与你论文相左的观点，并不是他本人的观点，他提出来无非是想听听你对这种观点的评价和看法，或者是考考你的答辩能力或你对自己观点的坚定程度。退一步说，即使是提问老师自己的观点，你也应该抱着尊重科学的态度，据理力争。不过，与答辩老师展开辩论要注意分寸，运用适当的辩术。一般来说，应以维护自己的观点为主，反驳对方的论点要尽可能采用委婉的语言、请教的口气，让提问老师既能接受你的意见，又没有伤其自尊。

（6）答辩礼仪：论文答辩的过程也是学术思想交流的过程。答辩人应把它看成是向答辩老师和专家学习、请求指导、讨教问题的好机会。因此，在整个答辩过程中，答辩人应该尊重答辩委员会的老师，言行举止要文明、礼貌，尤其是在答辩老师提出的问题难以回答，或答辩老师的观点与自己的观点相左时，更应该如此。答辩结束时，无论答辩情况如何，都要从容、有礼貌地退场。

（7）答辩的目的是提高：论文答辩之后，作者应该认真听取答辩委员会的评判，进一步分析、思考答辩老师提出的意见，精心修改自己的论文，使自己在知识、能力上有所提高。

7. 心理准备

（1）树立自信：在充分准备的基础上，大可不必紧张，要树立自信心。大多数经历过论文答辩的人都体会到，过度紧张不仅于事无补，还会使你因发挥失常而失分。充分自信与沉着冷静源自事先的充分准备和日常养成的心理素质，而一切准备工作没有最好，只有更好。

（2）知己知彼：在答辩之前，通过各种渠道尽可能了解各位答辩委员的学科特长、科研方向、研究领域、学术强项等信息，有助于进行针对性准备。

（3）求助于你的导师：前文说过，在重要的事件、时间节点，有计划、有目的地寻求导师的指导和帮助是明智之举。在获取、树立自信心方面，导师的力量是最大的，也是最有效的。

（李　岩）

● 专业学位研究生学期日历

	9 月　　　10 月　11 月			3 月　　4 月　5 月　　6 月	
第一学期	1. 岗前培训，全体务必参加；2. 选课，详见培养方案；3. 认真学习培养方案、轮转要求		第二学期	执业医师资格考试报名	执业医师资格考试技能操作部分
第三学期	执业医师资格考试理论部分		第四学期	转博考试公共英语考试（一般 50 分为通过线）	
第五学期	参加奖学金评比的同学提交申报材料	转博考试、毕业考试（专业理论、专业英语、临床思维、临床技能）	第六学期		5 月 20 日前完成答辩（先申请批准后答辩）

（研究生办公室）

● 论文答辩流程

完成培养→医学部研究生院获取《研究生审核结果报表》→获得申请答辩资格→填写《论文评阅人、答辩委员会成员审批表》并先后到北大医院研究生办公室及医学部学位办公室审批→送出评阅人意见及论文→取回评阅人意见后带上《研究生答辩情况表》先后到北大医院研究生办公室及医学部学位办公室审批后方可组织答辩→将答辩时间地点上报研究生办公室→根据要求认真填写答辩表格→若未通过答辩，重新申请答辩资格。

注意事项：

1．在医学部网站查看学分是否修够，每学期都应查看自己所修学分，出现问题尽早向研究生办公室或医学部研究生院培养办公室问询。

2．各种表格、签字务必真实可靠，代签、造假及一切不符合规定行为，将导致不能进行正常答辩。

3．论文评阅人评阅意见雷同将被视为造假。

（研究生办公室）

八、历程与前程

（一）亲历者的讲述

享受成为住院医师的日子

说起住院医师的生活，你脑海里闪过的是什么？对于我来说，成为医生是一直以来的梦想，而住院医师阶段就是一个实现梦的开始，是把一切所学、所知应用于实践，认识现实的过程。这个过程有奋斗，有成功，有欢笑；也有失落，有失败，有泪水……点点滴滴成就了我的每一寸进步。我一直认为能通过自己的努力实现梦想的人是幸福的，回想起来，每一天都是珍贵的，是一种享受。

何为一名优秀的住院医师？我觉得要求是多维度的，在短短几年住院医师生活中，不断修炼自己各方面的能力，成为患者眼中的好大夫，实习医生的好老师，上级医师的好学生和好帮手，团队同事的好搭档。

责任心是临床工作中最不可或缺的。几乎所有临床工作的失误都可归结于责任心的缺乏。不论是从医生职责的角度，还是从当今医疗环境的角度，责任心都是我们做好一切工作的必要前提，也是对我们自己的保护。作为儿科的住院医师，多一次观察，少一点懈怠，也许就能早发现一个问题；多一句交代，少一分侥幸，也许就能避免一次纠纷。我建议每天至少和自己的患者交流两次，有异常化验结果及时向家属解释，并提出解决方案。住院医师的工作细致而繁杂，尤其管床位多、病情复杂时往往容易丢三落四，再好的记性也不如书面的提醒，对于上级医师制订的检查计划、治疗方案都应制订时间表，可以贴在病历夹内面，或用其他有效的方式提醒自己，以免延误诊治。值班是最考验责任心的，应该注意反复核对每一项交班内容，注意每一项化验结果的回报，以免遗漏重要问题。临床无小事，需要注意的问题不能一一列举，总之对每一项工作都应该是严肃的，慢慢把仔细认真当成工作习惯。

学习是最好的修炼方式。有时我觉得住院医师也是一种修炼，要不断提升自己的水平，以达到更高的要求。许多人的住院医师阶段也是研究生阶段，学习自然是主要任务之一，然而即使工作了，学习也是必不可少的。学习的来源很多，当然可以来自于书本，在临床工作中也可以来自于各级查房、各种讨论以及你的患者。我认为最佳的学习方式是带着问题的学习。每次我遇到不懂的问题，我会马上去寻找答案，否则也许下一分钟就会被别的事情打扰而遗忘，从而错过一次学习的机会；如果没有时间寻找答案，我也会把问题关键字记录在手机的记事本里，有时间再解决。每个问题的答案都总结在笔记本里，日积月累就是一笔不小的财富，这种点滴学习所得常常让人茅塞顿开，记忆深刻。住院医师的一大优势就是可以参与各级专家、多专业的各种查房，这对思路的拓展非常重要，因此，听查房最重要的不是一字不落，而是学习各位大夫的思路；不是一种盲从，而是有"批判"态度的吸收。患者也是很好的老师，典型的症状和体征能加深对疾病的理解，不典型的表现也会增加对疾病的认识。在不断的学习中，我们会在不知不觉中成长，当你也能抽丝剥茧，找到疾病的真相，诊断正确，成功治疗时，你会感到无比愉悦。

珍惜每个展示自己的机会。住院医师阶段会有很多的考核、竞赛。不要恐慌，不管是临床分析、技能比拼还是演讲比赛，都是锻炼自己的机会。每一次准备的过程虽然辛苦，但也必有所得。还记得在轮转 ICU 的时候，遇到全科急救技能比赛，作为 ICU 的代表，我被指定进行 CPR 的示范，虽然不参加评比，但"示范"让我的神经更加紧张。经过每天不断练习，规范每一个动作，与护士积极配合，最终在比拼中展示了非常标准的 CPR 过程，获得特别奖，这段经历让我至今仍受益匪浅。

树立病房主人翁意识。这里要谈到的是参与病房管理工作。住院医师在轮转每个病房的时候都会有不同的分工，不要认为这是一种负担，实际上，要很好地完成任何一项工作都需要统筹规划，动动脑筋。比如排夜班如何尽量平均、整理出院病历怎样更有效率都是需要思考的问题。做好一个管理者，也是住院医师阶段需要获得的能力。把自己看成是病房某一方面的小管家，以主人翁的姿态参与到病房的管理中来，就能让病房工作更加井然有序，这也是一种无形的成就。

带教也是一门学问。当自己还是学徒时，也会成为实习医生的老师，这就是住院医师的一种特殊身份。所谓教学相长，用在住院医师与实习医师之间最恰当不过了。带教实习同学就像是多了一位小战友，在日常的临床工作中，我会利用各种时机把自己在临床知识、操作技能、待人处事方面的经验告诉实习同学；当遇到问题时，我们会立即结为同盟一起查找答案，共同学习；实习医师对基础医学知识的记忆常常比我清晰，请他们补补课，也是很好的教学和学习方式吧！

学会合作。病房里有很多工作需要团队完成，如一次腰椎穿刺，又比如医护配合。在病房里与上级医师、进修医师、其他住院医师以及护士、护工的相处是住院医师生活的一部分，与大家的磨合是很重要的。每个人都有自己的工作时间表，学会换位思考，相互理解、配合才能使大家的工作氛围更融洽，取得更高的工作效率。

每个清晨，走在上班的路上，你会想些什么呢？想想今天的任务和挑战吧！享受成为住院医师的每一天。

（廖　莹）

（二）来自人力资源部的启示

种自己的花

对于一个医学生来说，苦读了 7 ～ 10 年的书，能够顺利找到自己向往的工作岗位，是他职业生涯的关键环节。然而，如何争取就业机会？怎样把握聘用机遇？这是值得引起医学生们探讨和深思的问题。有的人会说精心准备好应聘简历、运用好答辩的技巧是至关重要的。那么，从人力资源招聘的角度来讲，招聘的老师如何关注、选择应聘者呢？下面可以给同学们点儿启示。

首先，把握就业机会要从进入临床教学开始，赢得和积累来自医生、护士、患者、老师的好口碑。换句话说，招聘的老师关注应聘者最关键的环节，是你在教学实习中，轮转的每个科室和教学办对你的评价以及你在实习同学中的综合位置。口碑可以反映出你的职业道德、专业服务能力和水平、沟通能力以及协调能力与合作精神。

医生是个崇高的职业，必须具备高尚的职业道德，也就是通常所说的医德。做事先做人，要从医就先要有良好的医德，医生的一言一行，直接关系到患者的生命苦乐，也关系到治疗的最后结果与预后。吴阶平老前辈说过："全心全意为人民服务，就是医德，医德不光是愿望，更是一种行动，这个行动要贯穿医疗的全过程，贯穿医生的整个行医生涯。"因此，在对你的口碑中这一点评价是至关重要的。

医疗水平的高低，医疗质量的好坏，不仅取决于医德，而且取决于你对业务是否精益求精，是否努力钻研医术。为什么在同样实践机会的条件下，同学之间成长的速度和程度又大不相同呢？它体现的是高度责任感和勤奋、进取精神的不同。众所周知，医学是一门实践性很强的科学，扎实的基本功和广博的知识必须是潜心踏实地通过临床积累才能实现的。在对你的口碑中这一点一定是非常客观实在的，此外，有没有丙级病例记录、医疗纠纷、差错或事故，也是一目了然的。

运用良好的沟通与交流能力，高效、准确地获取病史资料，同时也能让患者更好地理解疾病的现实状态，使患者能够更好地理解疾病，也就能更好地理解你的努力，从而建立良好的医患关系，减少医疗风险。现在的医疗行为不再由医生一个人完成，而是一个庞大的团队和机构系统。具有良好的协调能力和合作精神，在纷繁的临床工作中安排事务的轻重缓急、协调医疗资源，与同事和各部门真诚合作，使你的患者能够获得合理有效的治疗。只有你努力培养、磨练自己，才会形成好的口碑，伴随你实现梦想。

其次，充分做好面试的准备。通过面试可以了解应聘者的气质、表达能力、交流能力、逻辑思维判断能力、应变能力和控制自己情绪的能力等。要注意把握以下几点：

1. 面试时要有自信心，不要紧张

消除紧张慌乱心理很重要，因为过度的紧张会使本来可以回答出来的问题也答不上来。只有充满自信，沉着冷静，才会在答辩时有良好的表现。而自信心主要来自事先的充分准备。

2. 回答问题要简明扼要，层次分明

要听清提问老师所提问题的确切含义，要在较短的时间内做出反应，要充满自信地以流畅的语言和肯定的语气把自己的想法讲述出来，不要犹犹豫豫。回答问题，一要抓住要害，简明扼要，不要东拉西扯，使人听后不得要领；二要力求客观、全面、辩证，留有余地，切忌把话说"死"；三要条分缕析，层次分明。 此外，充分把握好介绍自己的 5 分钟时间，不要超时，这也是考查你表述能力的一个方面，还要注意吐字清晰，声音适中。

3. 对回答不出的问题，不可强辩

有时老师对应聘者所作的回答不太满意，还会进一步提出问题，遇到这种情况，应聘者如果有把握讲清，就可以申明理由进行表述；如果不太有把握，可以审慎地试着回答，能回答多少就回答多少，即使讲得不很确切也不要紧；如果确是自己没有搞清的问题，就应该实事求是地讲明自己对这个问题还没有搞清楚，表示今后一定认真研究这个问题，切不可强词夺理，进行狡辩。

4. 注重礼仪

言行举止要讲文明、有礼貌，尤其是在老师提出的问题难以回答，或老师的观点与自己的观点相左时，更应该注意自己的言语和情绪，无论问题回答如何，都要从容、有礼貌地退场。

有的人总是抱怨自己没有好的机遇，所以没有做出更大的成绩，却不反省自己是否错过了机遇。机遇总是给有准备的人的。

最后，讲个小故事启迪大家深思——种自己的花。

一个小孩很喜欢蝴蝶，但是他的小花园里蝴蝶却很少飞来。看到人家的花园里蝴蝶翩翩飞舞，他羡慕极了。

他问父亲："怎么才能使我们家也飞来蝴蝶呢？"

父亲说："种好自己的花朵！"

种好自己的花朵，蝴蝶就会飞来。

后来，这个孩子大了。经常听人们议论现在工作难找，大学生毕业就意味着失业。他很担心，问父亲："怎么办？"

父亲问他："还记得以前你问过我怎样才能使我们家也飞来蝴蝶吗？"

他懂了。

他努力学习、不断进取，不断地充实自己、完善自己。大学毕业后，他又考上了研究生，后来读了博士。在博士就读期间，完成了一些科研项目。还没有毕业，很多单位就慕名前来邀请他加入。同时，学校也希望他可以留校工作。

现在，他已成为一家公司的首席工程师，他的一些科研项目也获得国家科技大奖。

种好自己的花朵，蝴蝶自会飞来。我们不能牵引蝴蝶，但我们可以种植好自己的花朵。我们改变不了世界，但是我们可以改变自己。只要我们有内在的正能量，就会拥有一个美好的未来。

（马兰艳）

附录一：北京大学第一医院内科系统学科简介

北京大学第一医院心脏内科是我国综合医院中最早形成的心血管专科之一。经过林传骧、邵耕、汪丽蕙、许玉韵、王寅时、张钧华、朱国英、胡大一、吴树燕等老专家、老教授多年的共同努力，北大医院心脏内科已成为全国知名的心血管病专科，在冠心病及心律失常的介入诊断和治疗等方面居国内领先地位。我科是国家重点专科、博士学位授予点、博士后流动站，是卫计委指定的全国冠心病介入诊疗技术质量控制中心、冠心病和心律失常介入诊疗技术培训基地、全国心血管内科专科医师准入考试组长单位。

北京大学第一医院消化内科是专业性较强的临床科室之一，主要涉及胃肠道、肝胆胰腺疾病的内科治疗。住院患者病情急、重、复杂，风险高，临床责任大。需要学习多学科、多领域的知识，临床实践机会较多，理论和实践结合较好。北大医院消化内科有良好的带教传统，教学意识强，带教形式灵活。在消化内科见习、实习时可以在内科基本功训练、消化科特殊诊疗技术、诊治方法、消化系统疾病体征等多方面得到实践和提高。

北京大学第一医院呼吸内科是由我国著名的呼吸病事业奠基人穆魁津教授创建于 20 世纪 40 年代的，为国内最早设立的呼吸专业之一。通过 70 多年的发展，特别是改革开放以后，科室建设取得了长足进步。目前拥有床位 56 张，下设普通呼吸病房和 15 张床位的呼吸重症监护病房、呼吸病研究室、肺功能室、呼吸实验室、气管镜室、睡眠呼吸病监测室。每年收治大量来自全国各地的疑难重症患者。特别在介入呼吸病学、肺间质疾病、慢性阻塞性肺疾病、哮喘、睡眠呼吸疾病、肺部肿瘤、肺部感染等疾病的诊断治疗方面具有明显优势，已成为我国呼吸病诊断、治疗和医学研究的主要基地之一。

北京大学第一医院血液科成立于 20 世纪 80 年代初，进入 21 世纪，以血液肿瘤的治疗和造血干细胞移植作为临床工作重点。目前科室拥有普通病床 51 张、层流床 10 张。主要病种包括各种急慢性白血病、淋巴瘤、多发性骨髓瘤、再生障碍性贫血等，科室配备有先进的血液研究室和高洁净度细胞培养室，能够进行染色体检查、白血病的免疫分型、分子生物学诊断和免疫效应细胞的制备。血液科在造血干细胞移植、血液肿瘤的综合治疗、血液病分子诊断、肿瘤免疫治疗等领域已处于国内先进水平，是首批中华骨髓库定点移植医院和造血干细胞定点采集医院之一，拥有先进的移植设备和国内一流的移植技术，10 年间高水平地完成了各类造血干细胞移植逾 500 例，涵盖了造血干细胞移植的全部类型。疾病稳定期进行异体移植患者的总体生存率已超过 80%。在自体造血干细胞移植治疗原发性系统性淀粉样变性、双份无关供者脐血移植治疗成人血液系统恶性肿瘤、高危患者移植后供者淋巴细胞输注（DLI）、白血病自体造血干细胞移植后输注照射供者淋巴细胞进行免疫治疗、移植后淋巴增殖性疾病的早期诊断和免疫治疗等领域均处于国内领先水平。血液科在国内最早开展了血液肿瘤多重分子诊断，可同时对几十种白血病基因进行扩增，极大地提高了血液肿瘤的诊断水平，同时为造血干细胞移植后残留白血病监测、调整移植后治疗方案提供了有力依据。我科在免疫治疗的基础研究和临床应用方面也进行了多年的工作，开展了多发性骨髓瘤、惰性淋巴瘤和 EB 病毒感染的免疫细胞治疗，获得了较好的疗效，也推动了移植后病毒感染和血液肿瘤复发的免疫治疗。

北京大学第一医院肾脏内科是由我国肾脏病事业的奠基人王叔咸教授在 20 世纪 50 年代建立的全国第一个肾脏病学科。近 30 年来，在王海燕教授带领下，北京大学第一医院肾脏内科不断发展壮大，于

1992 年成立北京大学肾脏病研究所和卫生部肾脏疾病重点实验室。本学科先后于 2002 年和 2007 年被评为北京市重点学科及教育部国家重点学科，2008 年入选教育部创新团队计划，在国内外享有一定声誉。本学科是集医疗，教学和科研于一体的肾脏病中心，具有稳定的临床特色和科研方向。在医疗方面，本学科以疑难重症肾脏病的诊疗及慢性肾脏病（CKD）的进展防治为特色。在 CKD 的流行病学、肾小球疾病和终末期肾脏病的诊断和治疗及重症肾脏病患者的抢救治疗方面均积累了丰富的经验，救治了大量疑难重症患者。近年来，本科室紧跟国际肾脏病发展方向，前瞻性地预见 CKD 的防治将成为临床热点，早期开展建立了相应的流行病学和规范化随访队伍，对 CKD 患者进行科学管理，提高对这部分患者的治疗效果。目前本学科医疗单位共有肾 1、肾 2 两个病房（75 张床位），血透中心、腹透中心、危重肾脏病、门诊、肾脏病理、肾脏病特色临床检验、肾脏 B 超等共 9 个部门。在教学上，本科室为北京大学第一医院内科教学的一支重要力量，积极开展针对北京大学八年制医学生的教学改革，不断引进国外的先进教学理念。此外，本科室还是北京市肾脏疾病专业医师的规范化培训基地，承担着为北京市和全国各地培养肾脏病专业医师的重任。为保证学科的可持续发展，本学科一直重视科室内各级人才的培养，通过积极开展国内外学术交流，如每年举办肾脏病骨干研修班、高级肾脏病理学习班等国际研讨会、有针对性地选派业务骨干赴国外先进的肾脏病单位学习等措施，加强对本科室各级医师及国内肾脏病专业医师的培训。同时，注重加强国际交流，除与美国哈佛大学和梅奥诊所等联合举办国际研讨会，目前本学科与美国排名第一的哈佛大学 Brigham & Woman 医院肾内科建立的肾脏病姐妹中心正在积极开展各项活动，并得到了国际上肾脏病学会的认可和支持。在科研方面，学科带头人准确掌握国际肾脏病发展方向，在流行病学、分子遗传学、自身免疫性疾病肾损害、肾脏疾病慢性进展的临床防治及机制、肾脏病理学以及肾脏病替代治疗等研究方向已逐渐与国际先进接轨，成为全面发展的国内肾脏病领域主要领军单位之一，业已在国际肾脏病学领域占有一席之地。目前本学科各层次的人才梯队达到了合理配置，有教授 6 人、博士研究生指导教师 6 人；12 人担任国家级或部级科研课题负责人。

北京大学第一医院内分泌科是专业性较强的临床科室，主要涉及糖尿病、甲状腺疾病、肾上腺疾病、骨质疏松和钙磷代谢异常以及内分泌性高血压等内分泌和代谢疾病的诊断和治疗。多数住院患者是为了明确诊断以确定治疗方案，或是伴有多系统疾病的复杂和重症患者，需要多学科、多专业知识的融会贯通，理论和实践的结合。内分泌科有良好的带教传统，教学意识强，带教形式灵活，注重在临床实践中对临床思维方式和疾病诊断思路的培训。在内分泌科见习和实习期间，可以进一步加强内科基本功训练，学习内分泌疾病的诊断思路，掌握内分泌科的基本专业知识和基本临床技能，在专业理论和临床基本技能等多方面得到实践和提高。

北京大学第一医院风湿免疫科始建于 2007 年，2008 年科主任张卓莉教授归国后开始带领科室成员进行科室建设工作。同年风湿免疫科开始收治住院患者。2009 年风湿免疫科病房床位扩至 27 张，并在国内首次将迷你关节镜应用于临床。风湿免疫科正在迅速发展壮大。

北京大学第一医院感染疾病科（原传染科）成立于 1955 年，历时悠久，积淀深厚，下设两个病房、感染病门诊、肠道门诊和发热门诊，是北京市重点科室。多年来我科一直承担着北京大学医学部传染病的医疗、教学、科研和干部培养等多种任务，有着优良的传统，在我国传染病领域有着很高的学术地位和影响。该科由著名传染病学家吴朝仁教授创建，在传染病学著名专家田庚善教授、斯崇文教授、傅希贤教授及王勤环教授等带领下，已在各种感染性疾病，尤其是病毒性肝炎科研与防治等领域成为培养高等医学人才、承担国家级科研课题的重要基地，同时也是国家批准的可以进行肝病药物临床试验的临床药理基地、卫计委传染病国家级继续教育基地。

（刘　刚　等）

附录二：普通外科病房住院医师
日常工作规范及要求

一、住院医师对术前患者的工作要求

（一）术前检查及必要准备

患者入院后住院医师应及时接诊，按要求做好如下工作：

1．非急诊住院患者术前常规需作如下检查且在入院后第二天完成：血常规（紫管）、生化全项（绿管）、抗感染筛查（红管）、凝血酶原时间（PT）（蓝管），开好化验单，卷好管置于试管架上。尿常规化验单由接诊护士开。大手术及贫血的患者应查血型（红管），配血单上要填写血型（红管）。高龄及有心肺疾病患者应查动脉血气、胸片、心电图。上述检查若有异常情况应及时向上级医师汇报并及时请相关科室会诊，并按会诊意见进一步检查及处理。

2．疑为消化道穿孔、肠梗阻及诊断不明的急腹症患者应常规拍立位腹部平片，腹部疾病或身体其他部位恶性肿瘤患者应做腹部 B 超，了解肝及腹腔淋巴结有无转移。

3．恶性肿瘤患者根据病变部位做肿瘤标记物检查（浅红管），消化道肿瘤查 CEA、CA19-9、CA24-2，肝肿瘤查 AFP，乳腺癌查 CA15-3。肿瘤患者术前应有病理诊断或活检证实，外院病理应有本院病理科会诊意见。术前填好 1～2 份病理单以备术中使用。

4．甲状腺疾病患者术前常规检查声带（耳鼻喉科会诊），巨大甲状腺肿患者应拍颈部正侧位 X 线片了解有无气管受压或移位。甲亢患者查 T_3、T_4、TSH（浅红管），每日记录 4 次心率，术前 10～14 日口服卢戈液（每日 3 次，每次 10 滴）。术前应指导患者作手术姿势

（仰卧垫肩头后仰）训练。患者应有甲状腺 B 超或同位素检查结果，术前争取有明确诊断。

5．乳腺肿瘤患者如无病理结果术前应作钼靶照相、针吸细胞学或粗针穿刺检查，术前诊断未明确者行肿物切除活检，术中送冰冻切片病理检查。

6．上消化道疾病患者可以选择行钡餐造影、胃镜及内镜超声检查。结肠疾病患者可以选择行钡灌肠或纤维结肠镜检查，有梗阻者慎用。幽门梗阻患者术前需作温盐水洗胃。结肠肿瘤患者，若疑有梗阻、高龄及全身状况较差者不宜术前全肠道灌洗，应术前 3 日改流食，并口服链霉素（1.0g bid）、灭滴灵（0.4g tid）、维生素 K_4（8mg tid），术前晚清洁洗肠。无禁忌者可在术前一日行全肠道灌洗，而不必作上述肠道准备。（合爽散或全肠道灌洗液配方：$NaHCO_3$ 58.8g，NaCl 122.8g，KCl 15g，加水 20000ml 调至 37 ～ 38℃，灭滴灵 8 片，链霉素 3g，加水 3000ml。）胃肠镜、胆道镜、CT、MRI 等特殊检查的准备请参阅预约单说明，并告知患者或家属。

7．肝疾病、肝硬化门脉高压症及梗阻性黄疸患者术前应给予一定时间的保肝治疗，黄疸患者应静脉给予维生素 K_1 治疗。门脉高压症患者作食管造影，病变部位不明的梗阻性黄疸患者根据情况选择 PTBD、ERCP 或 B 超引导下穿刺活检（如胰腺肿瘤）等检查。门脉高压症患者口服药物医嘱应注明碾碎后服。

8．急性阑尾炎患者术前应作直肠指诊、结肠充气试验、腰大肌试验、闭孔内肌试验等检查并作记录，肠梗阻患者保守治疗期间若病情变化应注意及时拍立位腹部平片作对比并注意及时复查电解质，以免电解质紊乱。

9．住院医师或实习医师在工作过程中，如有任何疑问应及时询问并汇报上级医师，住院总医师应督促必备的各项检查及时完成，完成术前检查并已做好术前准备的患者才可以安排手术。

（二）病历书写要求

1．病历书写应严格按照医院规定执行。患者入院当天（8 小时内）必须完成首次病程记录，24 小时内必须完成住院志等。急诊患者术前必须完成急诊住院病历。病历字迹要工整，长期及临时医嘱均直接写于医嘱单上，字迹紧贴左侧线，采用左对齐，交由护士核对。因病情需要开出临时医嘱应同时口头通知值班护士执行医嘱。术后和转入患者医嘱抬头应写上"术后医嘱"和"转入医嘱"，长期医嘱单超过一页应重整医嘱。

2．病历要如实反映疾病情况，要记录阳性体征和有意义的阴性体征，肿瘤患者应详细记录肿瘤位置、颜色、大小、硬度、活动度、与周围组织的关系及相关淋巴结情况。记录过程中要使用医学术语，诊断应全面，包括：主要诊断，次要诊断，病变部位，性质，肿瘤临床分期。签名后要注明书写日期。

3．病程日志应准确反映三级查房意见，入院 24 小时内必须有上级医师（主治医师以上）意见。危重患者每日应有一次记录，病情稳定者可以每 3 天记录一次病程，每周应有 2 次主治医师查房意见（可以附于病程记录后，但应另起一行）。重点患者应每周有主任查房记录。记录病情变化应完整准确，包括诊断依据、尚需做的检查项目及治疗方案等。

4．术后病程日志应在术后立即完成。内容包括：麻醉方式、术中探查结果、主要手术方式、术中情况及处理意见、术后应注意的事项，以备主管医师不在的情况下其他医师能够根据病情方便处理。

5．术后 3 天每日应至少有一次病程记录，包括：患者的一般情况和生命体征的描述，引流物和排泄物的量和性质，每日出入量平衡情况和患者自身的主诉，发现问题后的处理，重要检查结果，上级医师指示等。危重患者要随时记录病程，并标明具体时间。慢性疾病患者每月要有一次阶段小结。医师交接班及患者转出入时，应及时书写交接班志和转出入志。

6．手术记录应由术者或助手在术后 24 小时内完成。

7．病历内各项应按顺序排放整齐，化验单应粘贴整齐并注明检查时间和项目名称。急查的化验结果若为电话回报应将结果记录于病程并注明时间。

8．出院患者的病历首页应在出院后 24 小时内完成，项目应填全，有病理结果者应详细填写。出院小结和出院诊断证明书应包括：入出院时间、手术时间、手术方式、详细病理报告、放化疗情况及具体方案，出院带药应注明何种药物及用法。出院诊断肿瘤患者尽可能作出肿瘤分期，提前出院的患者最后病理结果一定要及时通知家属，并需要有书面证明材料。病理结果应记录于病理登记本，病理单应妥善保管，出院之后才回来的病理单交由病案室工作人员带回病案室。

二、围术期患者的观察及常规处理

1．术后患者伤口情况应重点观察并记录，所有伤口均应保证敷料外层为干燥状态，否则应随时更换。甲状腺术后当日下班前应该换药一次；无引流物的无菌伤口术后 2～3 天换药。一般来说，引流管的拔除时间视引流量而定：甲状腺 24 小时内，香烟式引流 24～48 小时，乳腺癌负压引流管 5～7 天。腹腔引流管依放置位置及目的决定拔除时间，原则上拔除前应作 B 超检查。胃肠吻合口附近的引流管需 5～7 天拔除；T 管引流 7 天开始抬高位置，10 天可以试行夹闭，夹闭期间如患者有腹部不适或发热应立即开放 T 管和放低位置，12～14 天可行 T 管造影，造影若发现残余结石，可嘱患者术后 6 周到门诊胆道镜室取石。胃管拔除原则：非胃肠手术患者肠鸣恢复或有排气即可拔除；腹腔镜胆囊切除或开腹胆囊切除术患者清醒后无明显腹胀即可拔除；胃肠手术患者应根据胃肠减压量决定是否拔除。尿管拔除原则：除直肠癌及危重患者原则上应术后第 1 天拔除尿管，长期留置尿管者拔除前应训练膀胱功能（膀胱体操）；直肠癌患者术后近期即应训练膀胱，术后1周左右拔除尿管。

2．腹股沟疝术后应观察有无阴囊血肿，注意排尿情况，避免尿潴留，鼓励患者术后24小时下床活动。

3．合并有糖尿病或大手术后需禁食患者注意及时监测血糖、尿糖及电解质情况，术后清晨可急查电解质和血糖以指导治疗。对术前营养不良或估计术后1周内不能正常进食的患者，均应给予补液及营养支持治疗。应用静脉营养期间，应每日急查电解质，出入量及热氮比例等情况应记录。中心静脉穿刺完毕后应立即拍胸片，了解留置管所在位置，穿刺部位应每日消毒，并用3M贴膜封闭，记录导管在体内长度。使用中心静脉营养期间若出现不明原因发热应考虑导管感染的可能，征得上级医师同意后可以拔除导管，并作导管尖端的细菌培养。

4．长期卧床患者应注意坠积性肺炎、泌尿系感染、压疮等问题，应早期给予预防处理，如鼓励咳嗽咳痰、雾化吸入、翻身拍背等。

5．手术伤口拆线时间：甲状腺4天，头颈部5～6天，上腹部背部臀部7～9天，下腹部会阴部6～7天，四肢关节10～14天，减张缝合14天，乳腺肿物切除切口7天，乳腺癌切口10～12天，直肠癌Miles会阴部切口10～14天。

6．对留置胃肠减压、尿管及各种引流管的患者，均应注意观察各种管道情况，保证通畅。乳腺癌患者应观察有无皮瓣坏死及皮下积液，引流物的性状及引流量应每日记录，必要时对引流物进行化验检查及细菌培养。

7．病情已平稳者，在征得上级医师同意后可以办理出院，出院单据（出院通知单、诊断证明书、病历首页、长短期医嘱）要在出院前交由主班护士计费后送出；家属带住院押金收据办理出院。

8．患者住院期间所作的一切检查治疗及各种操作均应在医嘱中详细记录，治疗过程中随病情好转应注意及时更改护理级别。

9．治疗过程中，公费医疗或医保患者在使用某些不能报销的一次性物品、器械或自费药品前，应通知家属，征得同意后方可使用，并在自费记录单中记录，同时家属签字。需要事前进行签字的治疗和检查均应及时履行签字手续后才能进行。

10．工作过程中，医护之间应加强沟通，如某些特殊患者的治疗和医嘱执行可当面交代清楚，以免工作中出现疏漏。医护之间、医生之间应相互尊重，互相理解，互相帮助，在融洽的工作氛围中共同做好病房日常工作，不要养成不良的工作习惯。

三、危重患者抢救中住院医师的职责

1．参与抢救工作的同时，不管家属是否在抢救现场，都应即刻签发病重通知单。

2．马上记录患者的基本生命现象，随时记录病情变化。

3．及时通知上级医师主持抢救工作，要绝对服从上级医师的意见，抢救过程不得随意发表意见及进行创伤性检查。

4．协助护士执行特殊的即刻医嘱，如动脉穿刺、胸外心脏按压等。

5．患者的重大病变、急会诊结果、特殊的医疗处置均需及时写入病程记录。

6．不得随意向家属交代病情，此项工作由上级医师专人负责。

（刘占兵）

附件三：北京大学第一医院数字化培训平台学生工作室使用说明

我的首页：

当学生通过网上报名或管理员导入学生被审核通过后，学生可通过学号和密码初次登录学生工作室，会出现如下界面，显示在修课程、待修课程以及已修课程。

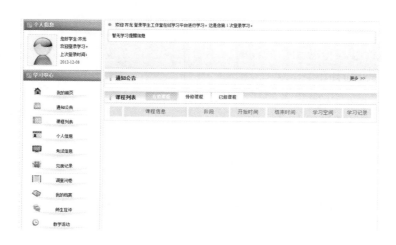

通知公告：

点击学生工作室菜单"通知公告"，如下图所示，可方便查看近期公告。

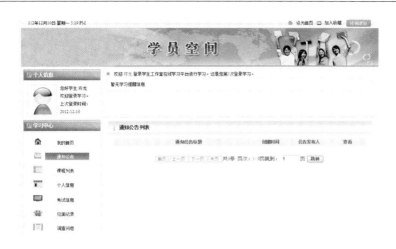

课程列表：

点击学生工作室菜单"课程列表"，如下图所示，可方便查看在修课程、待修课程以及已修课程。

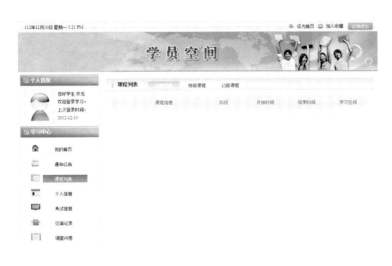

个人信息：

点击学生工作室菜单"个人信息"，出现以下界面，可方便查看个人信息，点击右上角的"修改密码"或者"修改个人信息"进行修改操作。

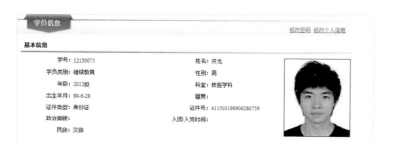

点击"修改密码"弹出页面，输入原密码、新密码，点击"提交"。

密码修改	
原始密码：	
新密码：	
确认密码：	
	提交

点击"修改个人信息"可修改基本信息。

学员信息修改

手机号*:	13581637687
邮箱*:	qilong@whaty.com
爱好:	
特长:	

提交

考试信息：

点击学生工作室菜单"考试信息"，出现以下界面，可方便学生查看考试名称、考试类型，并方便预约考试。

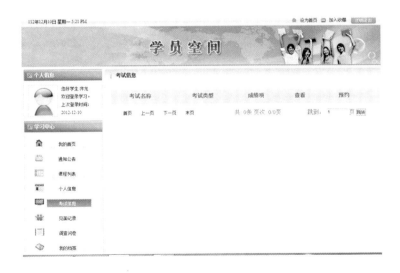

见面记录：

点击学生工作室"见面记录"，出现如下界面，方便查看全部见面记录。

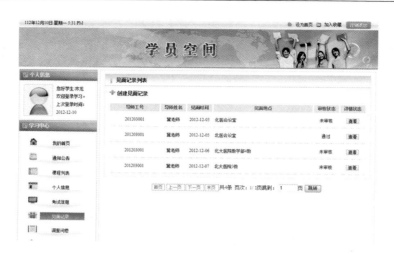

点击详情状态的"查看"，出现如下界面，方便查看见面记录的内容详情。

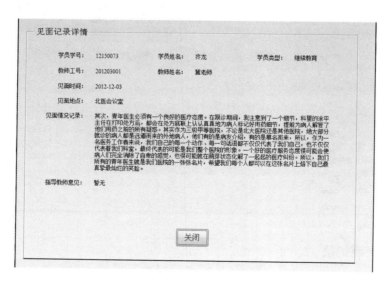

点击"创建见面记录"，出现以下界面，填写完成提交即可。

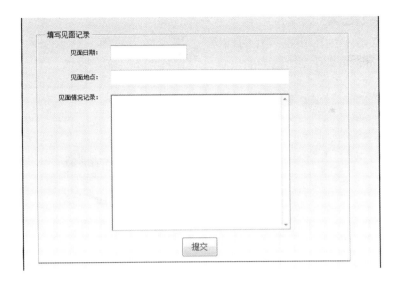

调查问卷：

点击学生工作室"调查问卷"，出现如下界面，显示调查问卷列表，并可对其进行操作。

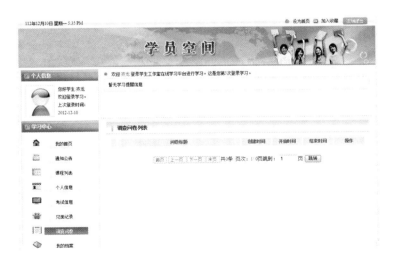

我的档案：

点击学生工作室"我的档案"，出现如下界面，显示个人信息，以及各种与学习成绩相关的信息，只允许查看，不可修改。

师生互评：

点击学生工作室的"师生互评"，出现如下界面，显示评价列表。

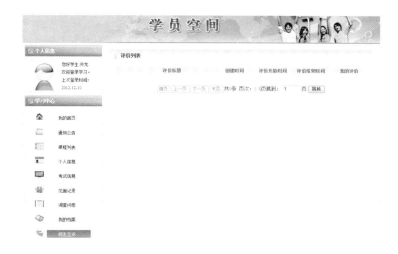

教学活动：

点击学生工作室"教学活动"，可以查看参加的教学活动。

我的奖惩：

点击学生工作室"我的奖惩"，出现如下界面，方便查看奖惩信息列表。

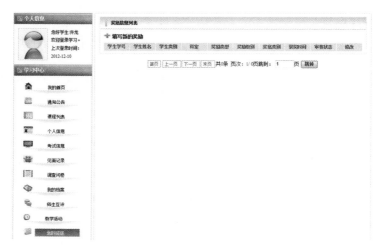

点击"填写新的奖励",出现如下界面,填写完毕提交即可,等待管理员审核,如有不妥可进行修改,修改再次提交等待管理员审核。

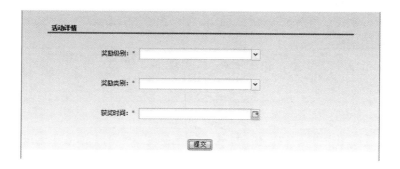

学期签到:

点击学生工作室"学期签到",出现如下界面,将显示全部需要签到的学期以及自己的签到记录。

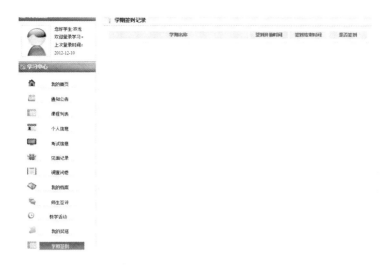

（周国鹏）